迷わない！
見逃さない！

頭痛診療の極意

竹島 多賀夫 著

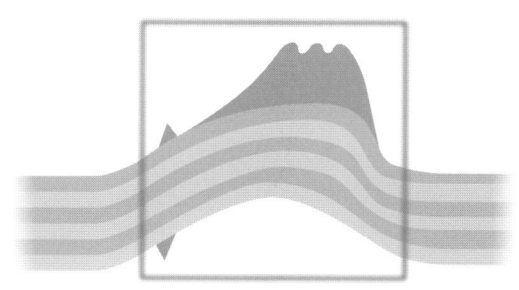

丸善出版

まえがき

　いろいろなドクターから「頭痛も診ようかと思うのですが、どのように始めるのがよいでしょうか？」という質問をいただく。研修医ばかりでなく、神経内科専門医に合格した後や、メスをおいて開業した脳神経外科医、大学病院から基幹病院に赴任して診療する患者層が変わった内科医や小児科医など、頭痛診療をはじめようと思われるきっかけは様々なようである。私は、『慢性頭痛の診療ガイドライン』を読むことと、『国際頭痛分類』を診察室に置くこと、すべての頭痛患者さんに「頭痛ダイアリー」をつけるように指導すること、そして、日本頭痛学会の会員になることを勧めている。これは、標準的な頭痛診療の知識を身につけ、頭痛の診断を我流ではなく国際標準で行うこと、そして、頭痛で悩む患者さんと十分なコミュニケーションをとるためのツールとして頭痛ダイアリーを活用してほしいということであり、また、頭痛専門医をめざすかどうかはともかく、頭痛学会から高品位な情報を入手してほしいということである。

　この段階をすぎたドクターが、「独学で頭痛診療をしているが、実際のところこれでよいのか不安」と言って、頭痛外来の見学を希望されることがある。本書は、入門書として、ガイドラインや、国際頭痛分類と合わせて読んでいただくことに加え、このような段階のドクターへの情報提供も想定して、企画、構想した。

　私は鳥取大学医学部で学んだが、学生時代に片頭痛や群発頭痛の講義を聞いたし、脳神経内科の外来では、特殊専門外来としてパーキンソン病外来、てんかん外来とならんで頭痛外来があった。研修医の頃は、頭痛外来を見学したり、シュライバー（カルテ記録係）として先輩の頭痛患者の診療に付いたりする機会もあった。慢性頭痛で入院してくる患者も多数あり、頭痛診療は神経内科の診療の一分野として当然のものと受け止めていた。しかし1980年代、90年代は全国的にみると頭痛はあまり重視されていないようであった。頭痛学会での活動の中で、普通に頭痛診療が行われていた鳥取はむしろ特殊であることに気付いた。片頭痛は多くの患者が罹患して、日常生活に大きな支障をきたす疾病である。脳の神経生物学的な異常が明らかにされており、治療が必要かつ、治療可能な神経疾患の

ひとつである。このような認識がわが国では、まだまだ普及しているとはいいがたい。しかし、それでも、頭痛に興味をもつドクターが増えつつある。日本頭痛学会を中心に、日本神経学会、日本脳神経外科学会、日本神経治療学会などと協力して頭痛医学や頭痛医療に関する情報を発信し普及につとめている。本書はエビデンスに基づいて作成されたガイドラインや国際頭痛分類の行間をうめるような情報、診療の合間に先輩や仲間から教えてもらうような知識を詰め込んで執筆した。私の思いこみや誤解による記述があればご批判いただきたい。

　2010年に大阪の富永病院に赴任し、神経内科・頭痛センターを立ち上げた。年間1500人以上の頭痛患者を診療している。2012年初頭に、丸善出版の東美由紀さんから頭痛の初学者から専門医まで参考になる、頭痛診療の指南書的なものを作らないかとお誘いいただいた。2011年に患者さんむけの本として『頭痛解消パーフェクトガイド』（東京書店）を出版し、次はドクター向けの本をと考えていたところであり、すぐにお引き受けした。しかし、当時、慢性頭痛の診療ガイドライン作成委員会の副委員長を担当しており、また、2013年には国際頭痛分類第3版beta版（ICHD-3β）が公開され、日本頭痛学会国際頭痛分類委員会の委員長として日本語版作成の責任者となった。このため、本書の執筆はしばしば頓挫し、原稿が滞ってしまった。2013年には『慢性頭痛の診療ガイドライン2013』（医学書院）が刊行でき、2014年の春、国際頭痛分類日本語版の作成の目途がつき、やっと本書の執筆に専念することができた。企画当初に執筆した原稿は国際頭痛分類第2版をもとにした記述であったが、原則として第3版beta版（ICHD-3β）に差し替えた。丸善出版の東さんは、事情で退職され、企画編集部長の安平進氏に編集作業を引きついでいただいた。辛抱強く、私の原稿を待ってくれた東さん、安平氏に感謝する。出版は当初の予定よりかなり遅れたが、『慢性頭痛の診療ガイドライン2013』およびICHD-3βの最新の情報を盛り込むことができたと思う。本書が、読者の頭痛診療になんらかのプラスになることがあれば幸いである。

　　　2014年9月21日

　　　　　　　　　　　　　　　　　　　　　　　　　　　　　竹島　多賀夫

目次

Chapter 1 Case files ……………………… 1

Case files 01　最近頭痛がひどくなりました　2
最近毎日のように市販の頭痛薬を飲む（2）　　市販の頭痛薬が効かなくなってきた（4）　　1週間前から毎日頭痛。仕事が忙しくて、夜も眠れない（7）　　先週から、毎日夜中に頭痛で目が覚める（9）　　小児の頭痛（11）

Case files 02　急に激しい頭痛がおこりました　13
いつもと違う頭痛（13）　　一昨日から、後頭部に激痛が走る（14）

Case files 03　よくある一次性頭痛　17
以前から頭痛がよくします。家族に勧められて来院（17）　　頭痛もちです。妊娠希望の片頭痛患者（19）　　子供の片頭痛、腹部片頭痛から大人の片頭痛へ（21）　　三叉神経痛と群発頭痛の特徴がある頭痛（24）

Case files 04　ちょっと珍しい頭痛シリーズ　27
睡眠中におこる頭痛（27）　　入浴するとおこる頭痛（31）　　アーテン®が効く頭痛（32）

Case files 05　症例は多いがあまり知られていない頭痛　33
一次性穿刺様頭痛（33）　　性行為の際におこる激しい頭痛（34）

Case files 06　薬物乱用頭痛　37
頭痛薬を使いすぎている頭痛患者の3例（37）

Case files 07　顔面痛、神経痛、その他　42
三叉神経痛（42）　　インドメタシン反応性頭痛（45）　　閃輝暗点の後、頭痛と言語障害が出現（47）

Chapter 2 Pearls ……………………… 51

Pearls 01　診断編　52
人生最悪の頭痛は危険な頭痛（52）　　「この患者さん、診たくない」と思ったら、二次性頭痛は絶対除外（53）　　高齢者の頭痛をみたら、側頭

動脈炎を疑う（54）　　問診の極意、患者に語らせる、ドアノブQ（54）
この患者は片頭痛か緊張型頭痛かと考えるのはやめて、片頭痛があるかどうかと考えよ（58）　　入浴、運動、飲酒——悪化すれば片頭痛、改善すれば緊張型（63）　　「これまでにも同じような頭痛がありましたか？」緊急性の高い二次性頭痛の有無を見抜く（63）　　生理痛で頭が痛いのはきっと月経関連片頭痛です（65）

Pearls 02　治療編　66
まずは片頭痛から治療する（66）　　女性は妊娠するものと思って処方する（67）　　トリプタンをスマートに使う——早め早めにトリプタン、でも頭痛がはじまってから使う（68）　　非経口トリプタンを自家薬篭中のものに（68）　　トリプタン＋NSAIDs——ちょっと無節操な感じがするけれど、有効なコンビ（70）　　バルプロ酸を上手に使う（70）　　βブロッカーを使おう（71）　　抗うつ薬をうつ病ではない患者に処方する（72）　　インドメタシンは、一味ちがうNSAIDs（72）　　頭痛に胃薬（73）

Pearls 03　実地診療・その他　75
食事や生活スタイルと頭痛の関係をみつめ直してみよう（75）　　頭痛ダイアリーを使い倒す（76）　　病状説明の極意、患者のニーズを把握する（78）　　話が終わらない患者の対処（80）　　頭痛治療の北風と太陽（81）

Chapter 3　Q and A ……………………………………… 83

Q and A 01　片頭痛の病態　84
古典的な片頭痛病態仮説——血管説とセロトニン説とは？（84）　　片頭痛の三叉神経血管説（Trigemino-vascular theory）とは？（86）　　皮質拡延性抑制（cortical spreading depression:CSD）とは？（87）　　片頭痛に関連する遺伝子にはどのようなものがあるか？（89）　　片頭痛で肩こりや頸部痛がおこるのはなぜか？（89）

Q and A 02　緊張型頭痛　93
緊張型頭痛のメカニズムと治療を教えて下さい（93）

Q and A 03　頭痛の慢性化、その他　94
片頭痛の慢性化と慢性連日性頭痛について最近の考え方を教えて下さい（94）　　CMとMOHの違いを教えて下さい（96）　　難治性頭痛とは、どのようなものですか？（96）　　頭痛とめまいの関連はあるのでしょうか？（98）　　妊婦、妊娠希望の女性、妊娠するかもしれない女性の頭痛治療で注意すべ

き点を教えて下さい（98）

Q and A 04　その他の一次性頭痛の種類、症状を教えて下さい　100
一次性咳嗽性頭痛（100）　　一次性運動時頭痛（100）　　性行為に伴う一次性頭痛（100）　　一次性雷鳴頭痛（100）　　寒冷刺激による頭痛（101）　頭蓋外からの圧力による頭痛（101）　　一次性穿刺様頭痛（101）　　貨幣状頭痛（101）　　睡眠時頭痛（101）　　新規発症持続性連日性頭痛（NDPH）（101）

Q and A 05　二次性頭痛　103
頭頸部外傷による頭痛とは（103）　　頭頸部血管障害による頭痛（103）　非血管性頭蓋内疾患による頭痛（106）　　感染症による頭痛（106）　　ホメオスターシスの障害による頭痛（106）　　頭蓋骨、頸、眼、耳、鼻、副鼻腔、歯、口、あるいはその他の顔面・頭蓋の構成組織の障害に起因する頭痛あるいは顔面痛（108）　　精神疾患による頭痛（110）

Chapter 4　Super reviews　113
国際頭痛分類とガイドライン（114）　　日本の頭痛医療の流れ（118）　片頭痛の診断と病態（メカニズム）（119）　　片頭痛の治療（急性期治療・予防療法）（124）　　緊張型頭痛の診断と治療（127）　　群発頭痛の診断と治療（130）　　薬剤の使用過多による頭痛（薬物乱用頭痛）（132）　頭頸部神経痛、顔面痛（135）　　二次性頭痛の診断のポイント（138）

memo

人生を破壊する片頭痛　6
椎骨動脈解離　16
睡眠時頭痛（hypnic headache）　28
人の名前がついた神経痛（冠名症候群）　44
TACの概念　46
側頭動脈炎　54
髄膜炎　64
脳静脈洞血栓症　64
月経関連片頭痛　65
PGA（periaqueductal gray matter）と視床下部　86
片頭痛の共存症　87
二次性頭痛の一般診断基準の改訂　115
卵円孔開存と片頭痛　123
網膜片頭痛　123
眼筋麻痺性片頭痛（ophthalmoplegic migraine）　137
Valleix（バレー）の圧痛点　138
頸性頭痛と頸原性頭痛　142

column

治療を望む反復性緊張型頭痛は片頭痛かもしれない　*8*
「私は群発頭痛です。注射を処方してください」と言って受診する頭痛患者　*10*
朝からおこる頭痛　*30*
問診 ONE-UP　*56*
問診票の利用と Pitfall　*57*
スタバ最悪！　*59*
頭痛診断に困ったときどうするか　*61*
肥満、メタボリックシンドロームと片頭痛　*67*
トリプタンブランドの差別化、使い分け　*69*
頭痛診断のための問診のポイント　*79*
芥川龍之介　歯車　*90*
アートと片頭痛──Headache art(頭痛と芸術)　*92*
片頭痛と脳卒中　*104*
高血圧と片頭痛──無関係？　でも重要な関係！　*107*
歯科・口腔外科と頭痛　*108*
眼科と頭痛　*109*
耳鼻科疾患と頭痛　*109*
精神科と頭痛──共存症、精神疾患による頭痛　*111*
片頭痛と偏頭痛　*120*
三叉神経自律神経性頭痛（trigeminal autonomic cephalalgia:TAC）　*131*
慢性頭痛の患者の画像診断　*141*

【本書における転載元の文献表示について】

　本書では『国際頭痛分類 第3版 beta 版』より表の形式でその一部を転載していますが、出典標記にあたっては下記の通り略記しています。国際頭痛分類に関する情報は本書の114～118 ページを参照ください。

正式標記：
　　著者：国際頭痛学会頭痛分類委員会（著）
　　訳者：日本頭痛学会・国際頭痛分類普及委員会（翻訳）
　　書名：国際頭痛分類　第 3 版 beta 版
　　出版者：医学書院
　　発行年：2014 年

略記名：
　　日本頭痛学会 訳，国際頭痛分類．第 3 版 beta 版，医学書院，2014

　また、表の形式で転載されている部分について、表番号の後ろに記載されている「#」以下の数字は、上記図書のセクション番号を示します。

例：表 1　#1.1　前兆のない片頭痛の診断基準
　　　　　（この例の場合、出典元は上記図書のセクション 1.1 となります）

　なお、上記図書の原著者・原書名は下記の通りです。
　　原著者：Headache Classification Committee of the International Headache Society (IHS)
　　原書名：The International Classification of Headache Disorders, 3rd edition (beta version)
　　　　　　Cephalalgia July 2013 33: 629-808, doi:10.1177/0333102413485658
　　原著出版社：Sage Publications

Chapter 1

case files
ケースファイル

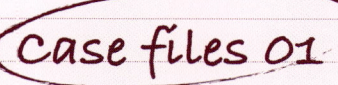

最近頭痛がひどくなりました

Case 01　最近毎日のように市販の頭痛薬を飲む
Case 02　市販の頭痛薬が効かなくなってきた
Case 03　1週間前から毎日頭痛。仕事が忙しくて、夜も眠れない
Case 04　先週から、毎日夜中に頭痛で目が覚める
Case 05　小児の頭痛

Case 01　最近毎日のように市販の頭痛薬を飲む　　36歳、主婦

　中学生のころよりときどき頭痛。出産後（32歳）より頭痛がひどくなった。1年前からほとんど毎日のように市販の頭痛薬を飲んでいる。朝から頭痛がおこることが多い。頭痛薬を服用すると少し改善するが、午後から再び頭痛がおこり1日2回以上飲む日も少なくない。月に4〜5日はひどい頭痛で寝込んでしまう。友人の勧めで頭痛外来を受診。身体所見、神経学的診察では異常なし。

Question
　頭痛の診断は？
1）朝から頭痛がおこるので、脳腫瘍の可能性が高い
2）毎日のようにおこるので、緊張型頭痛の可能性が高い
3）寝込む頭痛は片頭痛の可能が高い
4）1年前から頭痛が連日続いており群発頭痛の可能性が高い
5）連日、市販の頭痛薬を使用しているので薬物乱用頭痛の可能性が高い

解説

　この症例の、以前の頭痛について確認すると、動作による悪化があり、悪心、音過敏、光過敏を伴っており片頭痛の診断基準をみたしていた。最近の頭痛は連日性で、片頭痛の診断基準をみたす頭痛と、緊張型頭痛に該当する頭痛が混在している。群発頭痛は、1回の発作が15～180分で、眼充血や流涙などの自律神経症状を伴うが、この症例は該当しない。市販の頭痛薬を含め、急性期頭痛治療薬を過剰使用すると疼痛閾値が下がり頭痛発作がおこりやすくなるため、薬物乱用頭痛をひきおこすことがある。

　この患者はOTC頭痛薬（複合鎮痛薬）を月10日以上の頻度で、2年以上（1年間はほぼ連日）服用しており、薬物乱用頭痛が疑われる（**表26**：診断基準参照）。頭蓋内圧亢進に伴う頭痛は起床時に強いことが知られているが、薬物乱用頭痛も乱用薬剤が切れる午前中に頭痛が増強する。この症例の脳MRI検査は正常で、頭蓋内占拠性病変は否定できた。脳画像検査で異常がみつかる頻度は少ないが、二次性頭痛を否定するという診断確定上の意義がある。また、患者も医師も安心できるので、治療に好影響をおよぼす。連日性頭痛の場合は一度は検査しておくほうがよい。薬物乱用頭痛の診断は、厳密には乱用薬剤を中止して、頭痛が改善することを確認した後に確定できる。

　日常臨床では薬物乱用の時期に一致して頭痛が増悪していれば薬物乱用頭痛として治療を開始する。薬物乱用頭痛の治療の原則は、① 乱用薬物の中止、② 適切な予防薬の投与、③ 反跳性頭痛や、重度発作に対するレスキュー薬の処方である。問いの回答は3）、5）が正しい。2）は誤りではないが、この症例のポイントからずれており（p.127参照）、適正な治療に至らない。1）、4）は鑑別診断として考慮が必要であるが、可能性は低い。

治療

① OTC頭痛薬の中止と頭痛ダイアリーの記録を指導
② セレニカ®R錠（400）　1錠、1×寝る前
③ ゾーミッグ®RM錠（2.5）、頭痛時頓用

治療経過

　患者は指示をよく守りOTCを完全に中止した。治療開始2週目より頭痛が減少し、3週後には頭痛がほぼ消失。7週目に1回、やや重度の片頭痛発作あり。

トリプタンが奏功した。

Case 02　市販の頭痛薬が効かなくなってきた　30歳代前半、主婦

　17歳ごろより月経前後に頭痛があり、ときどき寝込んでいた。OTC頭痛薬を使用していたが、最近頭痛の頻度がふえてきて、頭痛薬もあまり効かなくなってきた。肩こりがひどく、頸のうしろから後頭部の痛みが広がって頭全体が痛む。頭痛時には、吐き気がして、食べ物の臭いで気持ち悪くなる。

> **Question**
> 診断は？
> 1）前兆のない片頭痛
> 2）前兆のある片頭痛
> 3）反復性緊張型頭痛
> 4）群発頭痛
> 5）頸性頭痛（頸原性頭痛）

解説

　片頭痛は、閃輝暗点（ギザギザの光）や視力障害、感覚障害や言語障害などの前兆を伴うものと、このような前兆を伴わないものに大別される。前兆に先だって、漠然とした頭痛の予感や、食欲の変化、感覚過敏、肩こり、頸部痛などの予兆を伴うことが少なくない。予兆は前兆のない片頭痛でも高頻度にみられる。

　図は片頭痛発作の症状経過を示したものである。重要なことのひとつに、片頭痛発作は治療の有無にかかわらず、一定時間の後に自然に回復し正常な状態に戻るということである。頭痛の診断は『国際頭痛分類 第3版 beta版』（ICHD-3β）に沿って行う（**表1**に前兆のない片頭痛の診断基準を示す）。この診断基準を用いると、中等度以上の頭痛で、日常的な動作により頭痛が悪化し、悪心（吐き気）があれば片頭痛と診断できる可能性が高い。随伴症状として、光過敏、音過敏も重要である。

　本例の詳細な問診によれば、1回の頭痛は治療が無効の場合、12〜24時間頭痛が続き、拍動性で、動作により悪化する。頭痛により日常生活に支障があり（中

表1 #1.1 前兆のない片頭痛の診断基準

A. B〜D を満たす発作が 5 回以上ある（1）
B. 頭痛発作の持続時間は 4〜72 時間（未治療もしくは治療が無効の場合）（2;3）
C. 頭痛は以下の 4 つの特徴の少なくとも 2 項目をみたす
　1. 片側性
　2. 拍動性
　3. 中等度から重度の頭痛
　4. 日常的な動作（歩行や階段昇降など）により頭痛が増悪する、あるいは頭痛のために日常的な動作を避ける
D. 頭痛発作中に少なくとも以下の 1 項目をみたす
　1. 悪心または嘔吐（あるいはその両方）
　2. 光過敏および音過敏
E. 他に最適な ICHD-3 の診断がない

［日本頭痛学会 訳，国際頭痛分類．第 3 版 beta 版，医学書院，2014：3］

等度頭痛）、ひどくなると寝込む（重度頭痛）。悪心（吐き気）を伴うことが多い。嘔吐はめったにないが、これまでに何度かは経験している。頭痛のときはテレビの音が不快で消すことが多い（音過敏）。炊きたてのご飯や煮物のにおいを不快に感じる（臭過敏）。光についてはあまり意識したことがないが、頭痛がひどいと室内で静かにしていることが多く、あまり明るいのは不快だと思う（光過敏）。

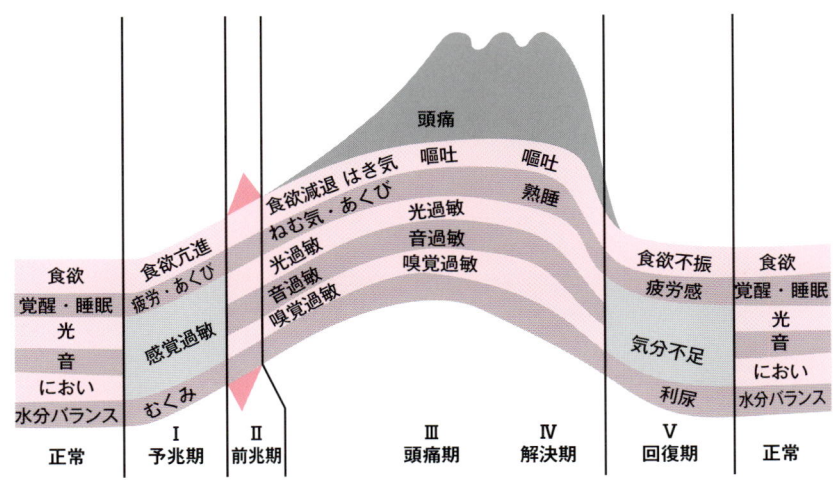

図1　片頭痛発作の症状と経過
［Blau JN. Lancet. 1992; 339: 1202-1207, fig 1（p.1203）より一部改変］

これらの症状を診断基準にあてはめると、片頭痛の診断が可能であることがわかる。臭過敏は診断基準には含まれていないが、しばしば随伴する症状のひとつで

Memo 01　人生を破壊する片頭痛

片頭痛は単なる症状ではない。罹患率が高い神経疾患のひとつである。WHO（世界保健機関）は片頭痛が日常生活の障害を長年にわたってくり返す重篤な疾患であり、喫緊の対策が必要であると報告しており、生活の支障をもたらす、すべての疾患のうち、第19番目に位置づけられる重要な疾患としている。2004年のWHOの疾病の全般的負担に関する報告（the report of Global Burden of Disease）では、重度の片頭痛は活動性精神病、重度うつ病、四肢麻痺、癌の終末期と並んで最重度の第VII群に分類されている（**表**）。

疾病による負担（burden）を健康寿命の指標である障害調整生存年数（the disability-adjusted life year: DALY）で評価すると、片頭痛は先進国の15〜44歳の女性のburdenの大きい疾患の第2番目に位置づけられている。

片頭痛は日常生活に支障をきたす発作をくり返すことにより、患者や家族の日々の生活を破壊し、適切な対策をとらなければ、患者の人生を破壊する疾患であるといえる。

文献
1) World health organization. The Global Burden of Disease 2004 Update <http://www.who.int/healthinfo/global_burden_disease/2004_report_update/en/index.html>. 2014年6月現在.

表　疾病による日常生活の支障の重症度 [Menken M, et al., *Arch Neurol*. 2000; 57: 418, table 2 (p.420)]

支障度	重症度	指標となる22の疾病
1	0.00〜0.02	顔の白斑、軽度の肥満
2	0.02〜0.12	水溶性下痢、重症咽頭痛、重症貧血
3	0.12〜0.24	橈骨骨折によるギプス固定、不妊症、性機能障害、変形性関節炎、狭心症
4	0.24〜0.36	下腿切断、難聴
5	0.36〜0.56	直腸膣瘻、精神発達遅滞、ダウン症候群
6	0.50〜0.70	大うつ病、失明、対麻痺
7	0.70〜1.00	活動性精神病、認知症、重症片頭痛、四肢麻痺

ある。本例は片頭痛の診断基準をみたし、前触れの肩こり、頸部痛は前兆には含めないので「前兆のない片頭痛」の診断が妥当である。正解は1）である。緊張型頭痛も合併している可能性はあるが、主たる頭痛は片頭痛である。群発頭痛はp.130、頸原性頭痛はp.142参照。

治療
① レルパックス®錠　1錠　6回分、片頭痛時
② ナウゼリン®錠（10）　1錠　10回分、悪心、頭痛がおこりそうなとき

Case 03　1週間前から毎日頭痛。仕事が忙しくて、夜も眠れない　42歳、男性、会社員（営業）

約1週間前から、頭痛がはじまり、連日続いている。右後頭部に強いが、全体が痛む。肩こりは自覚していない。これまでにもときどき頭痛があったが、すぐに治っていた。悪心や嘔吐、光過敏、音過敏はない。最近、仕事が忙しく睡眠不足気味。神経学的診察で頭痛と後頭部の圧痛以外に特記すべき異常はない。

> **Question**
> 本例の初診時の対応として不適切なものは？
> 1）頭蓋内病変の検索のため、脳MRIを実施
> 2）体操、ストレッチを勧める
> 3）トリプタンを処方して効果を確認する
> 4）NSAIDsを処方して効果を確認する
> 5）抗うつ薬を処方する

解説

本例は反復性緊張型頭痛である。緊張型頭痛は発作頻度により、稀発反復性緊張型頭痛（平均1日/月以下）、頻発反復性緊張型頭痛（平均1〜15日/月）、慢性緊張型頭痛（平均15日/月以上）に分類される。診断基準に記載されているとおり、動作による悪化や、悪心、嘔吐、音過敏、光過敏を伴わないことを確認して診断する。緊張型頭痛の痛みは軽度〜中等度で、日常生活に支障がないか、あっても軽度である場合が多い。受診する患者の多くは、脳疾患に対する不安を

もっており精査を望んでいる。適切な神経学的診察や脳画像検査（CT、MRI）により、患者は安心し、それだけでも頭痛が軽減する場合もある。

　平均頭痛日数が1か月に10日程度までであれば、頭痛が気になる際に鎮痛薬の頓用処方を行う。エチゾラム（デパス®）を併用すると頭痛改善効果を高めることが知られている。ただし、エチゾラムをはじめとするベンゾジアゼピン系薬剤を長期連用すると依存性が問題になることがあるので注意する。ベンゾジアゼピンの使用は頓用か、連用する場合でも2週程度に留める。月10日以上の反復性緊張型頭痛および慢性緊張型頭痛では予防療法が必要である。三環系抗うつ薬、アミトリプチリン（トリプタノール®）がエビデンスもあり広く用いられている。眠気、口渇がおこりやすく忍容性が乏しいため、少量（5 mgまたは10 mg程度）から開始し、有害事象を確認しながらゆっくり漸増し効果が得られた量を維持量とする。通常20〜50 mg程度が維持量として用いられる。わが国では、筋弛緩薬が広く使用されているがエビデンスが乏しく欧米ではほとんど用いられていない。本例では下記処方とした。頭痛体操も有用である。

治療
① ロキソニン®錠　1錠

Column 01　治療を望む反復性緊張型頭痛は片頭痛かもしれない

　緊張型頭痛は、頭痛日数が15日/月未満であれば、反復性緊張型頭痛、15日/月以上であれば慢性緊張型頭痛とする。反復性緊張型頭痛は生活上の支障は比較的軽度で、頻度が少なければかならずしも治療は必要ない。反復性緊張型頭痛の患者の多くは頭蓋内疾患の不安をもって受診しているので、適切な診察や検査を実施することが肝要である。発作時に鎮痛薬が有用で、月に数回であれば急性期治療薬主体でよい。反復性緊張型頭痛として経過をみている症例で、頭痛がつらいので、もっと効果的な治療法がないかと希望するケースに遭遇することがある。治療を希望する緊張型頭痛患者には、片頭痛が隠れていないかもう一度問診してみると、案外、片頭痛が隠れていることが判明する。

② デパス®錠（0.5）　1錠、1×頭痛時（1日3回まで）

　Questionのうち、誤っているのは3）。緊張型頭痛にトリプタンは無効であり、診断的投与はすべきでない。不眠の訴えが強いと考えれば、睡眠改善作用が期待できる抗うつ薬（アミトリプチリン、パロキセチン、セルトラリン、ミルタザピンなど）を少量眠前に投与してもよい。

Case 04　先週から、毎日夜中に頭痛で目が覚める
26歳、男性、会社員

　1週間前から、明け方に左目周囲とこめかみの激痛で目が覚めるようになった。激痛は約1時間続く。頭痛時には涙が流れる。痛すぎてじっとしていられない。3日前からは、昼間にも同様の痛みがおこるようになった。市販の頭痛薬を飲んでいるがあまり効かない。2年前に同様の頭痛が2週間ほど続いたことがあった。

> **Question**
> 　治療の第一選択は
> 1）NSAIDs
> 2）インドメタシン
> 3）スマトリプタン経口錠
> 4）スマトリプタン皮下注射
> 5）副腎皮質ステロイド

解説

　本例は、反復性群発頭痛である。群発頭痛は、一定期間頭痛が群発することからこの頭痛名がつけられているが、最近の考え方では、群発することよりも、眼の周りから前頭部、側頭部にかけての激しい頭痛と流涙などの自律神経症状が診断に必要な特徴と理解されている（**表25**：診断基準参照）。副鼻腔炎や脳下垂体、海綿静脈洞付近の病変により群発頭痛類似の症状が出ることがあるので、確認が必要である。若年男性に多いが、女性の群発頭痛もふえてきている。女性は若年期と閉経後の二相性の発症ピークがある。

　群発頭痛の発作にはスマトリプタン皮下注が有効である。2008年に自己注射

が認可されて、多くの群発頭痛患者が恩恵を受けている。スマトリプタンの点鼻液も一定の効果が期待できる（群発頭痛には適用外）。経口トリプタンは、群発頭痛発作の持続時間が1時間程度までの例ではほとんどメリットがない。発作が2時間以上続く例ではある程度の効果が期待できる。半減期が長いトリプタン（エレトリプタン、ナラトリプタン）を群発期に予防的に使用する試みもあるが、評価はまだ定まっていない。

　群発期には予防療法を行う。ベラパミル（ワソラン®）は国際的にコンセンサスが得られている予防薬で、高用量を用いる。欧米では360〜480 mg（9〜12錠/日）が用いられている。120 mg/日（3錠）ではほとんど効果が期待できない。わが国のエキスパートの多くは240〜360 mg/日（6〜9錠）を用いている。高用量を用いる場合には、徐脈、血圧低下、便秘などに注意をする必要がある。とく

Column 02　「私は群発頭痛です。注射を処方してください」と言って受診する頭痛患者

　一側の眼周囲から前側頭部（三叉神経第1、2枝領域）の激しい頭痛が、眼充血、流涙、縮瞳などの自律神経症状を伴ってくり返し出現するものを三叉神経自律神経性頭痛と称する。発作の持続時間や頻度などによって細分される。群発頭痛が代表的で15〜180分程度の頭痛が群発する。群発頭痛発作には、スマトリプタンの皮下注射、純酸素（毎分7〜10L）の吸入が奏功する。群発頭痛、三叉神経自律神経性頭痛の発作は比較的短時間のため、診察時は頭痛がないことが多い。知識がないと患者の訴えを理解できない。画像診断や血液検査、無効な治療薬を試しているうちに数週から数か月が過ぎて、診断がつかないまま群発期が終わる。このようなことを何度もくり返す患者も多く、群発頭痛の初発から診断までに平均約10年かかるとされていた。しかし、最近は、インターネット上に多くの情報が掲載されており、頭痛患者が自分で群発頭痛と診断して、治療方針まで考えて、来院することも少なくない。一般に、患者の自己診断を鵜呑みにすることは危険で、とくに患者の「片頭痛」は、ほとんどあてにならない。しかしながら、「私は群発頭痛だと思うのですが」といって受診する患者の、大部分は本当に群発頭痛である。

に便秘が多いので、事前に説明しておき、その傾向がみられたら早めに下剤を併用する。群発頭痛の予防療法におけるステロイドの使用は賛否があるが、有効性はほぼ確実である。ステロイドを使用する際には、感染症がないことを確認しておく。消化性潰瘍にも注意が必要である。長期連用はさまざまな問題をひきおこすので、1～2週の短期間の使用に留める。バルプロ酸やトピラマート、リチウムが群発頭痛の予防薬として使用されることもある。

　正解は、ワンベストは4）。3）、5）も誤りではないが、経口トリプタンは速効性が不十分で、ステロイドは症例を吟味する必要がある。NSAIDsは無効。インドメタシンは慢性発作性片側頭痛などインドメタシン反応性頭痛を考慮した際に、鑑別のために投与することがあるが、群発頭痛には無効である。

Case 05　小児の頭痛　　12歳、男児

　半年前から頭痛がひどくなり、最近は週に2回くらいひどい頭痛がある。朝から頭痛のために登校できない日もある。頭痛は頭全体がズキズキ痛む。ひどい日は、吐き気がして、動けなくなる。腹痛がおこることもある。2時間くらいで、自然に軽減することもあるが、一日中寝ていることもある。かかりつけ医から処方されたアセトアミノフェンを内服しているがあまり効果がない。立ちくらみは自覚していないが、乗り物酔いはしやすい。母親は頭痛もち。神経所見はとくに問題ない。

Question
本例の初診時の取り扱いとして適切なものは？
1）緊急で脳画像検査を実施する
2）頭痛ダイアリーの記録を指示する
3）イブプロフェンと制吐薬を処方する
4）トリプタンを処方する
5）アミトリプチリンを処方する

解説

　小児の片頭痛は、発作の持続時間が短いことが少なくない。ICHD-2の診断基

準では片頭痛の持続時間は4〜72時間とされているが、注釈として、「小児では1〜72時間としてもよいかもしれない」と記載されている。小児の器質障害のない反復性の腹痛は腹部片頭痛として記載されることがある。嘔吐をくり返すものは、周期性嘔吐症、めまいをくり返すものは小児発作性良性めまいとする。3疾患をまとめて「小児周期性症候群（片頭痛に移行することが多いもの）」としてICHD-2の片頭痛のサブフォームとして掲載されている。小児の片頭痛には、腹痛、嘔吐、めまいが目立ち、比較的短時間の発作のケースが多いことは注意が必要である。

　本例の対応としていずれも誤りではないが、まず最初の対応としては2)、3)が勧められる。効果不十分であれば、アミトリプチリンによる予防、トリプタンによる急性期治療を検討する。頭痛ダイアリーの記載は重要であるが、小児には、母親の協力が重要である。脳画像検査は確認しておくほうがよいが、小児片頭痛の典型例であり、神経所見も問題ないので、緊急撮影の必要性は乏しい。小児片頭痛の予防薬には、アミトリプチリン、シプロヘプタジンがよく使用されている。バルプロ酸も有効である。トリプタンの小児における有用性のエビデンスはかならずしも十分ではないが、経験的には有用と考える専門家が多い。

　ICHD-3βでは、小児の片頭痛発作の持続時間は2〜72時間に修正して記載された。さらに、稀ながら小児周期性症候群の成人例もあることから、「片頭痛に関連しうる周期性症候群」に変更され、「周期性嘔吐症候群」、「腹部片頭痛」、「良性発作性めまい」に加え、「良性発作性斜頸」が記載された。

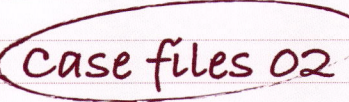

急に激しい頭痛がおこりました

> Case 06　いつもと違う頭痛
> Case 07　一昨日から、後頭部に激痛が走る

Case 06　いつもと違う頭痛　　38歳、女性

　以前よりときどき頭痛があり、寝込むこともあった。今朝、排便の際に後頭部の激痛が出現。一瞬意識が飛んだような気がした。頭痛薬を飲んで休んでいたが、頭痛が軽減せず、目がかすむ感じがしてきた。心配になり救急受診。いつもの頭痛より痛みの程度が強く、これまでに経験したことがない頭痛である。神経所見は異常なし。瞳孔不同、項部硬直もない。眼底も正常範囲。

> **Question**
> 　本例の対応としては？
> 1）NSAIDs で経過観察
> 2）スマトリプタン皮下注
> 3）脳 CT 検査
> 4）脳 MRI 検査
> 5）髄液検査

解説

　いつもと違う頭痛、人生最悪の頭痛は危険な頭痛である。頭痛診療では、一次性頭痛の診断と治療が重要であるが、二次性頭痛を見逃さないようにすることも同様に重要である。本例はいつもと違う頭痛、これまでに経験がない頭痛であり、

レッドフラッグ頭痛として十分な精査が必要である。選択肢ではワンベストとして 3) CT 検査が勧められる。

最近は MRI ファーストの施設もふえてきた。MRI ファーストにする場合、出血を見逃さないようにかならず FLAIR 像か T2* 像を撮影する必要がある。通常の T1、T2 強調像のみでは出血性病変は的確に診断できない。

通常、くも膜下出血は CT、MRI 検査で診断可能であるが、出血量が少ない場合画像検査では診断できない場合がある。髄液検査を行い血性髄液が証明されればくも膜下腔に比較的最近出血がおこったことが証明できる。画像検査で negative でも、病歴からくも膜下出血が疑われる場合には、髄液検査の実施を考慮する必要がある。以上を理解した上で、4)、5) の選択も OK。

Case 07　一昨日から、後頭部に激痛が走る
54 歳、男性、会社役員

以前よりときどき、肩こり、後頭部痛、頭重感を経験していた。マッサージや体操で軽減することが多かった。3 日前、仕事中（PC 使用中）に、急に右後頭部の痛みが出現した。

数秒間の激痛が断続的に 15 分ほど続いたのち消失したが、後頭部の違和感、鈍い痛みは持続している。昨日も同様の痛みが強くなり、市販の頭痛薬を内服し軽減したが、鈍い痛みが続くので来院した。

意識清明、神経所見は異常なし。痛む場所を手で押さえるように指示すると、患者は図 2 の①の部位に手をあてた。

Question
臨床診断として、可能性がもっとも高い頭痛はいずれか？
1) 緊張型頭痛
2) 頸原性頭痛
3) 大後頭神経痛
4) 帯状疱疹
5) 椎骨動脈解離

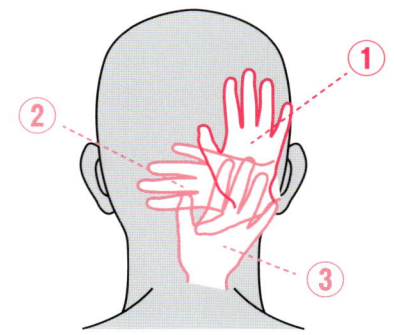

図2 押さえる場所
① 後頭神経痛、② 緊張型頭痛、③ 椎骨動脈解離

解説

　この症例は、実際には緊張型頭痛に合併した後頭神経痛であった。NSAIDs とカルバマゼピンで症状は軽減した。帯状疱疹に伴う後頭神経痛は、皮疹が出現すれば診断は容易であるが、皮疹出現前、あるいは無疱疹性帯状疱疹については確定診断が困難なことがある。痛みが激烈で持続性の場合は、帯状疱疹を疑う。通例は帯状疱疹の可能性を説明しておき、皮疹が出現すればすぐに再診または皮膚科を受診するように指示する。日常臨床では、帯状疱疹を強く疑った場合は、皮疹がない場合でも抗ヘルペス薬を投与する。

　本例は、脳 MRI、MRA は椎骨動脈を含め、異常なかった。図の③のパターンの痛みの場合は、椎骨動脈解離を疑っておくほうがよい。椎骨動脈解離と正常 variation の PICA-end の区別には BPAS 撮影が有用である。（椎骨動脈解離の項目参照）

　いわゆる頸性頭痛は、明確な定義がなされないまま広く使用されている。国際頭痛分類で定義されている頸原性頭痛は症例が限定されている。

　本例の最終診断は 1）、3）である。鑑別診断としてはすべて重要で、とくに 4）、5）は除外診断、ないし、その可能性を考慮して経過観察する必要がある。**図2** の痛出部位で、①後頭神経痛、②緊張型頭痛、③椎骨動脈解離が多い。この頭痛の鑑別は確実なものではないが、ある程度の参考になる。特に③の場合は注意が必要である。

Memo 02　椎骨動脈解離

　頸部の急激な回旋などに伴い、椎骨動脈の解離がおこることがある。めまいや、脳幹、小脳症状を併発すれば診断は容易であるが、後頭部痛や後頭部の違和感のみのことがある。とくに突発発症、一側性、椎骨動脈に沿った縦方向の痛みの場合は注意が必要である。椎骨動脈 MRI、MRA でスクリーニングが可能で、疑わしければ 3D-CTA か、カテーテルによる血管撮影を考慮する。解離から椎骨動脈瘤に進展しくも膜下出血をおこすことがあるので、経過を追う必要がある。MRA 検査で BPAS 撮影（basi-parallel anatomical scanning、頭蓋内椎骨脳底動脈の外観を描出する簡易な撮影法）を追加すると有用である。

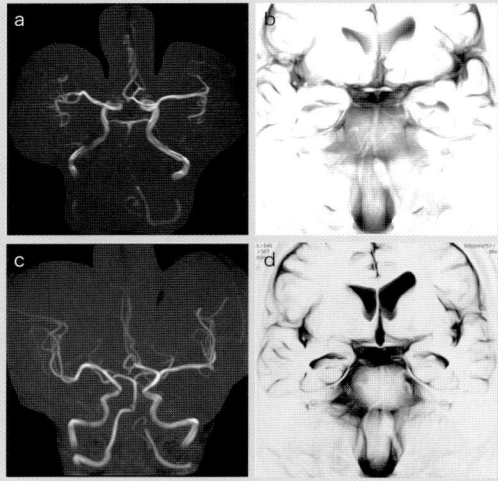

40 歳、男性：労作後に後頭部痛が出現。MRA（a）で両側椎骨動脈の描出がみられないが、BPAS 撮影（b）では、左側椎骨動脈に紡錘状の拡張がみられる。椎骨動脈解離の所見である。
治療 3ヵ月後には右椎骨動脈はほぼ正常に、左椎骨動脈もが描出され（c）では右側のみ外観は正常化し、BPAS（d）と動脈径は同一になっていた。
［菊井祥二，竹島多賀夫．Headache Clinical & Science. 2013; 4:34-35 より改変］

Case files 03
よくある一次性頭痛

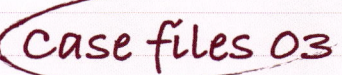

Case 08　以前から頭痛がよくします。家族に勧められて来院
Case 09　頭痛もちです。妊娠希望の片頭痛患者
Case 10　子供の片頭痛、腹部片頭痛から大人の片頭痛へ
Case 11　三叉神経痛と群発頭痛の特徴がある頭痛

Case 08　以前から頭痛がよくします。家族に勧められて来院
24歳、OL

　16歳くらいから、ときどき頭痛がある。目の奥が痛くなって、頭がギューッとしめつけられる。ひどくなるとガンガンして、吐き気がしてくる。早めに頭痛薬を飲めば、寝込むことはない。最近、頭痛の回数が多いので、来院した。

　頭痛は軽いものを含めるとひと月に10〜15日程度。このうち8日くらいはかなりつらいが、市販の頭痛薬を飲んでしのいでいる。家族の勧めで頭痛外来を受診。神経所見、一般検査は問題なし。頭痛ダイアリーを記録するよう指示した。

Question
本例のマネージメントの方針は？
1) スマトリプタンを処方する
2) ジクロフェナックを処方する
3) ロメリジンを処方する
4) アミトリプチリンを処方する
5) バルプロ酸を処方する

解説

　本例は一見緊張型頭痛に思える部分があるが、吐き気を伴っているので片頭痛と診断すべきである。頭痛日数が 10〜15 日で、生活に支障のある日が月に 8 日程度である。この病歴だけでは、服薬日数は明確でないが、おそらく 8〜15 日と考えられる。問診でわかることもあるが、ダイアリーで確認しないと患者自身も把握していないこともある。市販の頭痛薬は複合鎮痛薬に該当するので、月に 10 日以上連用すると薬物乱用頭痛をひきおこすリスクがある。本例のマネージメントには頭痛ダイアリーの記録が必須である。複合鎮痛薬はいったん中止として、トリプタンの効果を確認するのがよい。トリプタンの効果が不十分であった場合のレスキュー薬として NSAIDs を処方しておくのも悪くない。初診時は、急性期治療薬のみを処方して、ダイアリーをつけてもらってベースラインの経過を観察するという選択肢も OK である。しかし、経験的には、問診上、頭痛日数が 10 日以上あり、片頭痛と考えられる日が 8 日以上あれば、慢性片頭痛、薬物乱用頭痛にかぎりなく近いので、予防薬を開始することが多い。

　予防療法の開始については、明確なエビデンスのある基準はないが、経験的には表のような基準で対応している専門家が多い。予防療法を開始するとして、本例でどの予防薬から開始するかはさまざまな考え方があると思われる。緊張型頭痛の要素が入っていることを重視するなら、緊張型頭痛、片頭痛の双方に効果が期待できるアミトリプチリンの選択もある。標準的で使いやすいという意味ではロメリジンの選択もよいと思う。効果の立ち上がりの早さを期待するのであれば、バルプロ酸の選択もある。アミトリプチンを選択する場合は、ごく少量、0.5 錠くらいから開始して緩徐に漸増することが、ドロップアウトを少なくするコツである。バルプロ酸は 1000 mg 以上内服すると、妊娠した際に催奇性、胎児毒性が問題になるので、妊娠可能な女性に使用する場合は、原則 1000 mg 以下として、

表 2　片頭痛の予防療法の適応［Takeshima. 2011］
頭痛日数、片頭痛日数、服薬日数は最近 3 か月の平均を指標とする。

	不要	相対適用	絶対適応
頭痛日数（日 / 月）	< 5	5〜15	≧ 15
片頭痛日数（日 / 月）	< 3	3〜8	≧ 8
服薬日数（日 / 月）	< 3	3〜10	≧ 10
備考	急性期治療薬が使用できない場合は例外		

妊娠に関するリスクを説明しておく。

著者は、このような症例であれば、1) ＋ 5) の選択することが多い。これから頭痛診療を本格的にはじめるドクターには、1)、2)、3) を勧めたい。

Case 09　頭痛もちです。妊娠希望の片頭痛患者

32歳、女性、販売員。20歳代後半より、頭痛がひどくなった。近くの脳外科で片頭痛といわれ、トリプタン製剤と漢方薬（呉茱萸湯）を処方してもらっている。妊娠希望があり、不妊治療を続けている。片頭痛のコントロールについて、相談のため来院。

頭痛発作は月に4〜5回で、1回の発作は1日から2日続く。重度の発作の際は嘔吐して寝込んでいたが、トリプタンを早めに内服すれば、寝込むことはない。

Question
　どのように対応するか？
1) 不妊治療を中断して、片頭痛が軽減してから妊娠を計画するように勧める
2) 現在の治療の継続を勧める
3) 漢方薬を中止し、急性期治療薬をアセトアミノフェンに変更する
4) 現在の処方を中止し、発作時は安静と頭部の冷却で対処させる
5) 予防薬をβ遮断薬に変更し、発作時にはスマトリプタンを使用するよう勧める

解説

妊娠と片頭痛治療については、かならず遭遇する問題で避けては通れない。胎児に対するリスクと母体の保護、双方の観点から、それぞれのケースで適切な着地点を見出す必要がある。妊娠を計画している時期と、妊娠の可能性がある時期、妊娠が判明してからの対応を分けて考える必要があるが、現実的にはその境界はあいまいにならざるをえない。

患者や家族も妊娠に関連して不安をかかえていることが多い。片頭痛に罹患していること、および、片頭痛の治療をしていることが、将来の妊娠、出産に悪影

響をおよぼすというエビデンスはないことをまず説明する。

　次に、絶対安全といえる薬剤はないが、経験的に比較的安全に使用できる薬剤があること、妊娠中は片頭痛が軽くなる者が多いことを説明する。同時に、服薬などをしていなくても、一定の確率で、胎児に奇形や障害がおこる可能性があることも合わせて説明しておく。

　妊娠3週末までは、いわゆる"all or none"の法則の時期で、受精卵に障害がおこっても完全に修復されて妊娠が成立するか、あるいは、妊娠が成立しない時期であり、薬剤の影響はあまり考慮する必要がない。4週以降は感受性のある時期で催奇性の問題に注意が必要である。また、妊娠後期は、胎児毒性が問題になる。

- **妊娠計画期、妊娠3週末まで：**　急性期治療薬、予防療法薬とも制限はないが、妊娠に気づかずに4週を過ぎるリスクに備える必要がある。妊娠4週以降も比較的安全に使用できる薬剤をあらかじめ選択しておくのが無難であるが、片頭痛の治療上リスクのある薬剤を使用せざるをえない場合には、とくに妊娠に注意し、基礎体温のチェックなども実施するよう指導する。
- **妊娠4週から11週（3か月）：**　妊娠初期は胎児の器官形成期の時期であり、可能な限り薬剤の使用は控えるほうがよい。
- **妊娠3か月以降：**　妊娠12週以降は催奇形性の問題はなくなるが、胎児の機能障害や胎児毒性に注意をする必要がある。

　急性期治療薬では、アセトアミノフェンが比較的安全である。通常1回500〜1000 mgを投与する。500 mg以下ではあまり効果がないが、適切な量を使用すれば一定の効果が期待できる。アスピリンは出血傾向、NSAIDsは胎児の動脈管収縮・閉鎖などのリスクがあるため、とくに妊娠後期には使用を控えたほうがよい。エルゴタミンは子宮収縮作用があり添付文書上禁忌である。

　メトクロプラミドは妊娠悪阻に対して広く使用されており、比較的安全と考えられている。添付文書上は「有益性投与」となっている。ドンペリドンは動物実験で催奇形性が報告されており添付文書上は禁忌である。

　トリプタンの市販後調査では、スマトリプタン、ナラトリプタン、リザトリプタンは、妊娠初期に使用しても胎児奇形発生の頻度は増加しなかったと報告されている。スマトリプタンの使用経験が蓄積しているので、やむをえず使用する場合は、スマトリプタンを選択するが、ほかのトリプタンでリスクが上がるという

エビデンスがあるわけではないので、個々のケースで選択する。

　予防療法薬では、胎児に対するリスクが高いものはバルプロ酸であり、妊娠可能年齢の女性患者に使用する場合はつねに注意が必要である。ただし、片頭痛の予防での通常の用量である、1000 mg 以下、血中濃度 70 µg/ml 以下の使用であれば、催奇性のリスクは高くないとの報告が多いので、筆者は妊娠の継続を断念するよう勧告する必要はないと考えている。カルシウム拮抗薬も妊娠初期は禁忌とされている。予防薬が必要な場合には、経験的にはβ遮断薬、中でもプロプラノロールが選択肢として挙げられている。呉茱萸湯は、添付文書上は妊婦には「有益性投与」である。ハーブのフィーバーフュー（ナツシロギク）は、子宮収縮作用があるので妊婦は使用しないよう勧告されている。

　以上のようなエビデンス、情報から本例の対応を検討してみると、1）〜5）いずれの対応も一理ある。筆者は通常、2）、または 5）で対応し、妊娠が判明した時点（なるべく 4 週以内に判明するよう注意を払わせる）で予防薬を中止している。3 か月以降に必要があれば、予防療法を再開する。急性期治療薬は、第 1 選択がアセトアミノフェン、第 2 選択がスマトリプタン、第 3 選択がほかのトリプタンである。

　予防療法が必要であれば、喘息、うつ病の問題がなければβ遮断薬が使いやすい。喘息のあるケースや、βブロッカーが無効であれば、十分説明した上で、3か月以降に低用量のバルプロ酸や、アミトリプチリンを使用することもある。

Case 10　子供の片頭痛、腹部片頭痛から大人の片頭痛へ
10 歳、男児

　主訴：　頭痛。幼稚園のころから、ときどき腹痛や嘔吐があった。半日から 1 日くらい、嘔吐をくり返して寝込む。ひどいときは病院で点滴を受けていた。自家中毒といわれていた。最近、頭痛がおこるようになった。にわかに機嫌が悪くなり、頭が痛いと訴える。頭が爆発しそうな頭痛で、2 時間程度続くことが多い。悪心を伴う。母親は片頭痛に罹患している。かかりつけ医からの紹介状を持参して受診。神経学的診察、脳 CT は異常を認めない。

> **Question**
> 診断は？
> 1) 周期性嘔吐症
> 2) 小児良性発作性めまい
> 3) 前兆のない片頭痛
> 4) 反復性緊張型頭痛
> 5) 腹部片頭痛

解説

　小児、思春期の頭痛は、情報も受け皿も不足している領域である。頭痛を専門、得意分野としている小児科医はきわめて少ない。成人科をベースにした頭痛専門医も、小児、思春期の頭痛の診断と標準的な治療のノウハウは知っておく必要がある。小児は病歴がとりにくいことが多いので、行動や状況から判断する。

　小児の片頭痛も稀ではない。文献的には3歳で発症した片頭痛の記載がある。片頭痛の診断はICHD-3βの診断基準に沿って行うが、小児の片頭痛の持続時間は成人より短いことが多く、2時間以上、4時間以内でも片頭痛としてもよい。小児片頭痛の持続時間が短いことは、ICHD-3βに注釈として記載されている。頭痛の程度や動作による悪化を問診することは困難であっても、元気がないとか、ベッドでじっとしているなど、状況から、判断することが可能である。小児の片頭痛は、成人を同様の症状で時間が短いもののほか、片頭痛に移行する小児周期性症候群が、ICHD-2に片頭痛のサブフォームとして記載されており、ICHD-3βでは小児に限らず成人診断できるように修正された。

　片頭痛に関連する周期性症候群は、周期性嘔吐症（cyclical vomiting）、腹部片頭痛（abdominal migraine）、良性発作性めまい（benign paroxysmal vertigo of childhood）、良性発作性斜頸（benign paroxysmal torticollis）がある。

　周期性嘔吐症は嘔吐と激しい悪心からなる発作をくり返す疾患で、個々の患者では症状が定型化していることが多い。発作時には顔面蒼白と嗜眠傾向を伴う。発作間欠期には、症状は完全に消失する（**表3**）。腹部片頭痛は主として小児に認められ、反復発作性の1〜72時間持続する発作性の腹部正中部の痛みをくり返す原因不明の疾患であり、発作間欠期には異常を認めない。腹痛は中等度〜重度

の痛みで、血管運動症状、悪心および嘔吐を伴う（**表4**）。小児良性発作性めまいは、おそらく多様な疾患が混在したもので、前触れなしにおこり自然に軽減する比較的短時間の回転性めまい発作をくり返す（**表5**）。

表3 #1.6.1.1　周期性嘔吐症候群の診断基準

A. 強い悪心と嘔吐を示す発作が5回以上あり、BおよびCを満たす
B. 個々の患者では症状が定性化しており、予測可能な周期で繰り返す
C. 以下のすべてをみたす
　1. 悪心，嘔吐が1時間に4回以上起こる
　2. 発作は1時間から10日間続く
　3. 各々の発作は1週間以上の間隔をあけて起こる
D. 発作間欠期には完全に無症状
E. その他の疾患によらない（1）

[日本頭痛学会 訳, 国際頭痛分類. 第3版 beta 版, 医学書院, 2014：13]

表4 #1.6.1.2　腹部片頭痛の診断基準

A. 腹痛発作が5回以上あり、B～Dを満たす
B. 痛みは以下の3つの特徴の少なくとも2項目を満たす
　1. 正中部、臍周囲もしくは局在性に乏しい
　2. 鈍痛もしくは漠然とした腹痛（just sore）
　3. 中等度から重度の痛み
C. 発作中、以下の少なくとも2項目を満たす
　1. 食欲不振
　2. 悪心
　3. 嘔吐
　4. 顔面蒼白
D. 発作は，未治療もしくは治療が無効の場合、2～72時間持続する
E. 発作間欠期には完全に無症状
F. その他の疾患によらない

[日本頭痛学会 訳, 国際頭痛分類. 第3版 beta 版, 医学書院, 2014：14]

表5 #1.6.2　良性発作性めまいの診断基準

A. BおよびCを満たす発作が5回以上ある
B. 前触れなく生じ、発現時の症状が最強で、意識消失を伴うことなく数分～数時間で自然寛解する回転性めまい発作
C. 下記の随伴症状・徴候のうち少なくとも1項目を満たす
　1. 眼振
　2. 運動失調
　3. 嘔吐
　4. 顔面蒼白
　5. 恐怖
D. 発作間欠期には神経所見および聴力・平衡機能は正常
E. その他の疾患によらない

[日本頭痛学会 訳, 国際頭痛分類. 第3版 beta 版, 医学書院, 2014：14]

表6 #1.6.3 良性発作性斜頸の診断基準

A.	年少児に見られる反復発作で、BおよびCを満たす
B.	頭部が左右どちらかに傾いており、若干の回旋を伴う場合と伴わない場合がある。数分から数日間で自然寛解する
C.	下記の随伴症状・徴候のうち少なくとも1項目を満たす
	1. 顔面蒼白
	2. 易刺激性
	3. 倦怠感
	4. 嘔吐
	5. 運動失調
D.	発作時以外の神経所見は正常
E.	その他の疾患によらない

［日本頭痛学会 訳，国際頭痛分類．第3版 beta 版，医学書院，2014：24］

　この患児の頭痛は、持続時間が4時間にみたないが、中等度以上で、生活に支障があり、悪心を伴っている。拍動性は、子供はうまく表現できないが、「割れそうな」、「爆発しそう」は、激しい頭痛で拍動性と解釈しうる。したがって、前兆のない片頭痛の診断基準をみたしていると理解できる。さらに周期性嘔吐症があるのは確実である。腹部片頭痛については、ここで記載されている事項だけでは確証はないが、おそらく腹部片頭痛もあると思われる。したがって正解は1)、3)、5) である。

Case 11　三叉神経痛と群発頭痛の特徴がある頭痛
42歳、女性、ブティック経営

　1週間前から、右目と側頭部の激しい頭痛が出現。痛みのあまり、目からぼろぼろ涙がこぼれる。1回15分くらい続く。1日2回くらいであったのが、3日前から1日に10回以上もおこるようになった。一昨年、同様の頭痛があり、約2か月続いた。複数の病院、眼科、耳鼻科、脳外科、歯科を受診したが異常なしといわれた。ある病院で三叉神経痛といわれカルバマゼピンを処方されたが無効であった。鎮痛薬も効果がなかった。

> **Question**
> 診断を確認するために行う投薬は？
> 1）インドメタシン
> 2）硝酸イソソルビド
> 3）スマトリプタン皮下注
> 4）プレドニゾロン
> 5）リチウム

表7　#3.2　発作性片側頭痛の診断基準

A.	B〜Eを満たす発作が20回以上ある
B.	重度の一側性の痛みが、眼窩部、眼窩上部または側頭部のいずれか1つ以上の部位に2〜30分間持続する
C.	痛みと同側に少なくとも以下の症状あるいは徴候の1項目を伴う 　1. 結膜充血または流涙（あるいはその両方） 　2. 鼻閉または鼻漏（あるいはその両方） 　3. 眼瞼浮腫 　4. 前額部および顔面の発汗 　5. 前額部および顔面の紅潮 　6. 耳閉感 　7. 縮瞳または眼瞼下垂（あるいはその両方）
D.	発作の頻度は半分以上においては，5回／日以上である
E.	発作は治療量のインドメタシンで完全寛解する
F.	他に最適なICHD-3の診断がない
3.2.1　反復性発作性片側頭痛	
A.	3.2「発作性片側頭痛」の診断基準を満たす発作があり、発作期が認められる
B.	無治療の場合に7日から1年間続く発作期が，1か月以上の寛解期をはさんで2回以上ある
3.2.2　慢性発作性片側頭痛（CPH）	
A.	3.2「発作性片側頭痛」の診断基準を満たす発作があり、下記の診断基準Bを満たす
B.	1年間以上発作が繰り返され，寛解期がないか，または寛解期があっても1か月未満である

［日本頭痛学会　訳，国際頭痛分類．第3版 beta 版，医学書院，2014：30］

解説

　本例は、女性におこった、激しい片側性頭痛で、1回の発作は15分と比較的短時間である。発作時、流涙がある。厳密に一側性の頭痛で発作時に、流涙や眼充血、鼻汁漏、縮瞳、眼瞼下垂などの自律神経症状を呈するものは三叉神経自律神経性頭痛としてまとめられている。群発頭痛が代表的である。痛みや関連する症状が群発頭痛に類似しているが、群発頭痛より持続時間が短く2〜30分であり、頭痛の発作頻度が高く、インドメタシンに完全に反応するものを発作性片側頭痛

表8　#3.4　持続性片側頭痛の診断基準

A. B～D を満たす一側性の頭痛がある
B. 3 か月を超えて存在し、中等度～重度の強さの増悪を伴う
C. 以下の 1 項目以上を認める
　1. 頭痛と同側に少なくとも以下の症状あるいは徴候の 1 項目を伴う
　　a）結膜充血または流涙（あるいはその両方）
　　b）鼻閉または鼻漏（あるいはその両方）
　　c）眼瞼浮腫
　　d）前額部および顔面の発汗
　　e）前額部および顔面の紅潮
　　f）耳閉感
　　g）縮瞳または眼瞼下垂（あるいはその両方）
　2. 落ち着きのない、あるいは興奮した様子、あるいは動作による痛みの増悪を認める
D. 治療量のインドメタシンで完全寛解する
E. 他に最適な ICHD-3 の診断がない

[日本頭痛学会 訳，国際頭痛分類．第 3 版 beta 版，医学書院，2014：33]

という。男性よりも女性に多く認められる。このうち発作期間が 1 年以上で寛解期がない慢性発作性片側頭痛がよく知られているが、7 日～1 年の発作期を 1 か月以上の寛解期をはさんでくり返す場合は、反復性発作性片側頭痛とする（**表7**）。

持続性片側頭痛も、インドメタシンにより完全寛解する頭痛で、これらを合わせてインドメタシン反応性頭痛とすることもある（**表8**）。持続性片側頭痛はICHD-2 では、「三叉神経自律神経性頭痛」の章ではなく、「その他の一次性頭痛」に含まれ，ICHD-3β では三叉神経・自律神経性頭痛に組み入れられた。

原則として、一次性頭痛の診断は、頭痛と関連症候の特徴により診断するもので、特定の薬剤による治療的診断はすべきでない。トリプタンが奏功すれば片頭痛という誤解が一部にあるが、慎むべきとされている。しかし、インドメタシン反応性頭痛は例外で、薬剤による治療効果が診断基準に含まれている。トロサ・ハント症候群は、第 3、4、6 神経の麻痺を伴う反復性の眼窩痛で、ステロイドによく反応する。リチウムは睡眠時頭痛に奏功するが、診断確定の根拠にはならない。イソソルビドは NO 供与体であり、群発頭痛や片頭痛の誘発に用いられることがあるが、頭痛治療に使用することはない。

本例は、病歴から群発頭痛、発作性片側頭痛が鑑別に挙がり、発作持続時間が比較的短く、発作頻度が多いことより、発作性片側頭痛がより強く疑われる。治療用量のインドメタシンに完全に反応すれば診断が確定する。したがって正解は1）である。

Case files 04
ちょっと珍しい頭痛シリーズ

- *Case 12* 睡眠中におこる頭痛
- *Case 13* 入浴するとおこる頭痛
- *Case 14* アーテン®が効く頭痛

Case 12　睡眠中におこる頭痛　　71歳、女性

　40歳代後半からときどき頭痛があった。52歳で閉経、このころより頭痛がひどくなった。頭痛は左右どちらか一方からはじまり、数時間で頭部全体が痛む。拍動性で、動作で悪化する。頭痛がひどくなると悪心が出現する。早めに市販の鎮痛薬を服用すると頭痛は軽減する。目の前にキラキラした光の模様が出現することがある。頭痛の前におこることもあるが、頭痛とは無関係におこることのほうが多い。最近頭痛の頻度が増し、ほとんど毎日のように頭痛がおこる。また、夜間睡眠中に頭痛のため目が覚めるようになった。緊張型頭痛＋片頭痛として投薬を受けたが改善しないので当科頭痛外来を紹介受診。とくに誘因は自覚していない。最近は市販の頭痛薬か、近医から処方された配合頭痛薬をほぼ毎日服用している。

　神経所見、脳MRIは異常なし。

Question
頭痛診断は？
1）前兆のない片頭痛
2）前兆のある片頭痛
3）群発頭痛
4）慢性片頭痛
5）薬物乱用頭痛
6）睡眠時頭痛

解説

　本例の頭痛の特徴は、更年期からはじまり、閉経以降増悪した頭痛で、治療抵抗性である。夜間、睡眠中に頭痛で覚醒するが、この頭痛は2時間程度で、眼充血、流涙などの自律神経症状を伴わない。鎮痛薬を連日内服している。

治療経過

　薬物乱用頭痛について説明をして、鎮痛薬を完全に中止することの重要性を説明した。これまで処方されていたロメリジンに加え、アミトリプチリン20 mgと炭酸リチウム100 mgを就寝前に追加した。鎮痛薬は禁止した。乱用薬剤中止後、1週間は頭痛が増強したが、その後頭痛の程度が軽減した。また、夜間の頭痛はほぼ消失し、よく眠れるようになった。本例は閉経期以降に顕在化した片頭痛である。通常片頭痛は中年期までに発症し、加齢とともに軽減するか変容する傾向にあるが、閉経期以降に発症するグループがある（post-menopausal migraine）。片頭痛は適正に診断されないと薬物乱用に陥りやすい。

　さらに本例は夜間睡眠中の頭痛があり連日のように続いており、睡眠不足をひきおこし、病態を複雑にしていた。睡眠時頭痛は、高齢者に好発する一次性頭痛で、睡眠中の一定の時間におこりかならず患者を睡眠から覚醒させる頭痛発作で

Memo 03　睡眠時頭痛（hypnic headache）

　睡眠中におこる頭痛で高齢者に多い。睡眠中にのみおこり、覚醒をきたす。覚醒後15分以上持続する。男女比は1：1.5と女性に多く、平均の発症年齢は50〜60歳とする報告が多い。頭痛の程度は軽度〜中等度であるが約20％は重度の痛みを訴えると報告されている。両側性の鈍痛のことが多く、前頭〜側頭部または全体の痛みである。持続時間は15〜240分で、多くは睡眠後3時間の午前1〜3時に出現する。別名「目覚し時計」頭痛とも記載されている。本邦ではあまり知られていないが、決して稀ではない。現在のところ不明な点が多いが、時間生物学的な障害の存在が疑われている。薬物治療としては低用量のリチウム（100〜200 mg）の眠前投与が奏功する。そのほかカフェイン、インドメタシンなどによる効果が報告されている。

表9 #4.9 睡眠時頭痛の診断基準

A. B〜Eをみたす、くり返す頭痛発作
B. 睡眠中のみに起こり、覚醒の原因となる
C. 月に10日以上、3ヶ月をこえて起こる
D. 覚醒後15分以上、4時間まで持続する
E. 頭部自律神経症状や落ち着きのなさを認めない
F. 他に最適なICHD-3の診断がない

［日本頭痛学会 訳，国際頭痛分類．第3版beta版，医学書院，2014：44］

ある。別名「目覚し時計」頭痛（'alarm clock' headache）とも称されている。群発頭痛と異なり、自律神経症状を伴わないことがポイントである。

　本例は、前兆のない片頭痛と前兆のある片頭痛の両方がある。初診時では、正確には薬物乱用頭痛の疑いと慢性片頭痛の疑いであり、乱用薬剤の中止により頭痛が軽減しているので薬物乱用頭痛の診断が確定して、慢性片頭痛は棄却される。夜間の連日の頭痛は自律神経症状を伴わないので、群発頭痛ではなく、睡眠時頭痛である。正解は1)、2)、5)、6)。

　本例は複数の混在した頭痛を的確に診断し、各々に適切に対処することで絡み合って難治になっていた頭痛が解けてゆくように改善したケースである。

Column 03　朝からおこる頭痛

　朝からおこる頭痛にはさまざまなものが含まれている。夜間、早朝に頭痛で目が覚める場合は、群発頭痛、睡眠時頭痛の可能性を検討する。朝、頭痛で目が覚める、あるいは朝、自然に目が覚めると頭痛がおこっていると訴える患者もある。起床時に強い頭痛は脳腫瘍など頭蓋内圧亢進をまず第一に考慮する。噴出性嘔吐も特徴である。睡眠時無呼吸性頭痛は起床時に強く、通常、起床後 30 分以内に消失する。適切な検査で睡眠時無呼吸が証明され、その治療により消失すれば診断は容易である。

　これらが除外できれば、睡眠中にはじまった片頭痛か、薬物乱用頭痛である可能性が高い。

　トリプタンによる片頭痛治療では、頭痛発作がはじまってなるべく早期、頭痛が軽度のうちに服薬するよう推奨されているが、睡眠中に片頭痛発作がはじまり目覚めて気づいたときには重度になっているケース（morning migraine）や、発作がはじまってからピークに達するまでの時間が短く、適切な服薬タイミングを逃しやすいタイプの片頭痛（fast escalating migraine）の場合は、非経口ルートのトリプタンが奏功する場合がある。重度の morning migraine をくり返す患者には、枕元に、スマトリプタンの点鼻や皮下注キットを常備しておき、目が覚めて頭痛がひどければ使用するよう指導する。重度の片頭痛発作では、消化管の運動機能が低下し薬剤吸収が低下するため、血中濃度が上昇せず効果が得られない。制吐薬の併用や、非経口ルートによる投与などの工夫によって、治療効果が向上すると考えられている。

　子供の morning migraine は、早朝の空腹（血糖低下）が誘因になっていることがあり、「眠前のビスケット 2 枚」で予防できることがある。成人でも同様のこともある。

　薬物乱用頭痛の場合には、原因薬剤の中止と適切な予防薬が必要である。

Case 13　入浴するとおこる頭痛　56歳、女性

主訴：　入浴時の激しい頭痛。20歳代より前兆のない片頭痛があったが、閉経後は軽減していた。温水シャワーを腹部にかけた直後に、これまでに経験のない激しい頭痛がおこった。某院に救急受診、頭部 CT、血液検査は異常なく帰宅。翌日にもシャワー浴後に激しい頭痛が出現した。ロキソプロフェンの内服後、数時間で頭痛は消失。その後も連日、シャワーを浴びると激しい頭痛が出現したので、入浴できなくなった。精査目的で当科受診した。神経所見、脳 MRI は異常なし。アミトリプチリンを投薬、その後、シャワー浴をしても頭痛はおこらなくなった。

Question
鑑別診断として適切なものは？
1) くも膜下出血
2) 一次性雷鳴頭痛
3) 良性入浴関連頭痛
4) 前兆のない片頭痛
5) RVCS

解説
本例は、良性入浴関連頭痛（bath-related headache: BRH）の典型例である。くも膜下出血の除外は必須である。一次性雷鳴頭痛の亜型と理解してもよい。入浴により誘発される片頭痛の診断も可であるが、2000年に山口大学の根来らにより3例が報告されて以来、国際的にも一定の評価がなされている症候群である。国際頭痛分類には未収載である。アジアからの報告が多く、更年期以降の女性に多い。

頭痛の持続時間は5分～30時間。シャワー浴でも激しい頭痛が出現するため、入浴が出来なくなる例が多い。発症後、約1か月で自然軽快する例が多いが、再発例も少なくない。アミトリプチリン、バルプロ酸、ガバペンチンなどの片頭痛予防薬が有効との報告が多い。本例の鑑別診断としては、1) から5) すべて重要である。なお、ICHD-3 β 発刊後は、入浴関連頭痛を可逆性脳血管攣縮症候群

（RCVS）の一型と考える専門家が増えてきた。

文献
1) Negoro K, Morimatsu M, Ikuta N, et al. Benign hot bath-related headache. *Headache*. 2000; 40(2): 173-175.

Case 14　アーテン®が効く頭痛　　43歳、女性、会社員

　15歳ごろより頭痛あり。30歳ごろより頭痛が悪化。激しい頭痛と悪心、嘔吐を伴う。右側が多いが、両側のこともあり。頸部の痛み、肩こりもある。片頭痛としてマクサルト®を内服している。連日性の頭痛で受診。明らかな神経学的脱落はないが、頸部の筋緊張が亢進している。バルプロ酸やβブロッカーによる予防療法を実施し、片頭痛発作はある程度改善したが、連日性の頭痛と頸部の不快感が続いている。マッサージなどは一過性の効果がある。半年後、5回目の受診の際に、頭をわずかに左に傾けていることに気づいた。この点をくわしく聞くと、いつも首が左に傾いているとのこと。このこと自体は日常生活に支障を感じていない。軽度の頸性斜頸（ジストニア）の診断のもと、アーテン®を追加すると頭痛がかなり軽減した。片頭痛に、「♯11.2.3　頭頸部ジストニーによる頭痛」の合併したケースである。よく観察すると、軽度の斜頸があるケースはまれでない。すべての症例を最初からジストニアとして治療する必要はないと考えているが、難治例には試みてもよい。ボトックス治療が有効との報告もある。

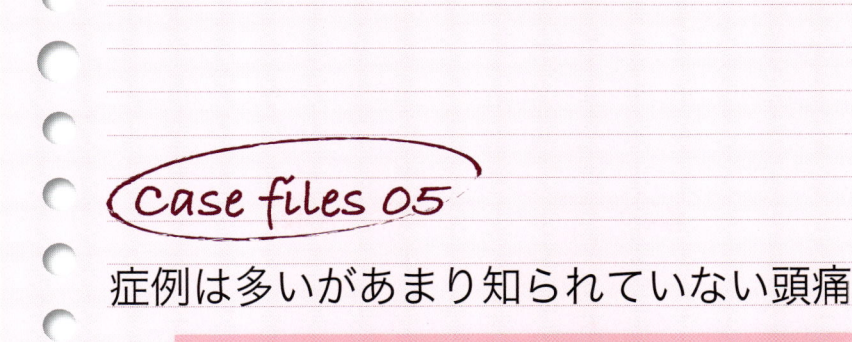

Case files 05
症例は多いがあまり知られていない頭痛

Case 15　一次性穿刺様頭痛
Case 16　性行為の際におこる激しい頭痛

Case 15　一次性穿刺様頭痛　　52歳、女性、飲食店勤務

　20歳代より、ときどき頭痛発作あり。拍動性で悪心を伴う。月経期にひどく、しばしば寝込んでいた。45歳ごろより、高血圧を指摘され、降圧薬を内服している。48歳で、閉経後、頭痛はかなり軽減していた。数日前から左側頭部にアイスピックで刺されたような痛みが出現した。1回の痛みは一瞬であるが、1日に数回おこる。ときにかなり激烈な痛みである。最近、とくにストレスが多いわけでもなく、原因として思い当たることはない。これまでの頭痛と違うので心配になって来院した。痛む部位の皮疹には気づいていない。神経所見、脳MRI、通常の血液検査では異常をみとめない。

Question 01
　診断は？
1) アロディニア
2) 一次性穿刺様頭痛
3) 緊張型頭痛
4) SUNCT
5) 帯状疱疹による頭痛

Question 02
　治療はどうするか？
1) 放置（無投薬で経過観察）
2) プレガバリン
3) インドメタシン
4) NSAIDs
5) メコバラミン

表10 #4.7 一次性穿刺様頭痛の診断基準

A.	B〜Dを満たす自発的な単回または連続して起こる穿刺様の頭部の痛みがある
B.	それぞれの穿刺様の痛みは数秒まで持続する
C.	穿刺様の痛みは不規則な頻度で、1日に1〜多数回再発する
D.	頭部自律神経症状がない
E.	ほかに最適なICHD-3の診断がない

[日本頭痛学会 訳, 国際頭痛分類. 第3版beta版, 医学書院, 2014:42]

解説

　この症例は文字どおり「一次性穿刺様頭痛」である。器質的な異常がないのに、穿刺されるような頭痛が、自発的に、一過性におこる。アイスピック頭痛（ice-pick pains）、ジャブ・ジョルト（jabs and jolts）などともよばれている。

　この頭痛を主訴に頭痛外来に受診する患者は少ない。頭痛外来でみるケースは、元来片頭痛などのため、頭痛外来の受診経験がある患者が、普段の頭痛と違うといって相談することが多い。一般の神経内科、脳外科の外来ではときどき遭遇する。大多数は、正しい診断がなされないまま、画像検査は異常なしとして、NSAIDsなどで対症的に治療されている。対応としては誤ってはいないが、頭痛に興味をもつ医師としては、サラリと「一次性穿刺様頭痛」と診断したいものである。

　診断基準には主として三叉神経第1枝領域に生ずると記載されているが（**表10**）、C$_2$領域（後頭神経領域）に発生する例も少なくない。大後頭神経、小後頭新、あるいは耳介神経に沿った部位に限局した痛みの場合は後頭神経痛との区別が困難な場合もある。ICHD-3βでは、三叉神経第1枝領域の基準が削除されている。

Case 16　性行為の際におこる激しい頭痛　36歳、男性

　25歳ごろより、1年に1、2回頭痛がおこるようになった。3週前、性行為の直後に後頭部から頭頂にかけての激しい頭痛が出現した。市販の頭痛薬を服用し約2時間で軽減した。その後、性行為のたびに激しい頭痛がおこるようになり、性行為を避けているが心配になり来院した。神経所見は問題ない。

Question 01
鑑別診断は？
1) くも膜下出血
2) 一次性雷鳴頭痛
3) 性行為に伴う一次性頭痛
4) 頸動脈または椎骨動脈解離
5) 前兆のない片頭痛

Question 02
緊急で行うべき検査は？
1) 脳 CT
2) 脳 MRI
3) 脳 MRA
4) 髄液検査（腰椎穿刺）
5) 脳血管撮影（カテーテル検査）

解説

　性行為に関連して強い頭痛がおこった場合には、まず脳血管障害を考える。頭痛のみで、運動麻痺や言語障害など局在徴候がない場合でも、くも膜下出血や脳出血、動脈解離の可能性は考慮しておく必要がある。初回のエピソードで、受診時に頭痛が続いている場合は、緊急で二次性頭痛を除外する必要がある。初回でも、受診時には頭痛が軽減している場合は二次性頭痛の可能性はかなり低いが、早急に検査を行うほうがよい。性行為に関連した頭痛がくり返しおこっている場合は、二次性頭痛の可能性はあまり高くないが、ひととおりの除外診断は必要である。

　この患者は、数回のエピソードがあり、不安になって受診した。提示した病歴のみでは、25歳ごろからある頭痛の診断はできないが、頭痛がひどいと悪心があり、動作で悪化することが確認できたので、これは片頭痛と診断できた。性行為後の頭痛は、治療なしでも約2時間で軽減していること、同様のパターンでくり返していること、神経所見に異常を認めないことより二次性頭痛の可能性は乏しく、一次性頭痛の可能性が高いといえる。脳画像検査は必須ではないが、確認しておくほうが、患者も医師も安心できる。可能であれば脳CTまたは、MRI、MRAは実施しておくほうがよいだろう。腰椎穿刺や、カテーテル検査は不要である。性行為によって誘発される頭痛で、通常、性的興奮が高まるにつれ、両側性の鈍痛としてはじまり、オルガスム時に突然増強するが、原因となる頭蓋内疾患は存在しない。診断基準を**表11**に示した。ICHD-3βでは、オルガスムス前とオルガスムス後のサブフォームを区別しなくなっている。性行為に伴う一次性頭痛は、男性のみならず女性にもおこる。多くの患者で、マスターベーションで

表 11　#4.3　性行為に伴う一次性頭痛の診断基準

A.	B〜D を満たす頭部または頸部（あるいはその両方）の痛みが 2 回以上ある
B.	性行為中にのみ誘発されて起こる
C.	以下の 1 項目以上を認める 　1. 性的興奮の増強に伴い、痛みの強さが増大 　2. オルガスム直前か、オルガスムに伴い突発性で爆発性の強い痛み
D.	重度の痛みが 1 分〜24 時間持続、または軽度の痛みが 72 時間まで持続（あるいはその両方）
E.	ほかに最適な ICHD-3 の診断がない

（注 1）オルガスム時頭痛の初発時には、くも膜下出血、動脈解離などを必ず否定すること。

［日本頭痛学会 訳, 国際頭痛分類, 第 3 版 beta 版, 医学書院, 2014：39］

もおこる。

　性行為に関連して、雷鳴頭痛がおこった場合、1 回のみであれば、一次性雷鳴頭痛と厳密な区別は難しい。また、約半数の症例で、一次性労作性頭痛や片頭痛と関連している。古い報告では、鈍痛型と爆発型（激痛型）の区別が記載されているが、異なる病態であるか否かは明確でない。鈍痛型は、緊張型頭痛のサブタイプかもしれないが、この仮説を裏づける証拠はないと記載されている。

　治療は確立したものはないが、まずは性行為の前に NSAIDs の予防服用を試す。経験的には、半数以上で有効である。トリプタン、エルゴタミンの有効性に関してはエビデンスがない。一定期間ののちに自然に消失することが多いが、続く場合は、アミトリプチリンの予防的連用がなされている。無効であれば片頭痛予防薬が試される。Q 01 の正解は、主たる頭痛は「性行為に伴う頭痛」で片頭痛の既往もある。鑑別診断としてはすべてを挙げておいてよい。Q 02 は、4）、5）は不要であるが、1）、2）、3）は実施してもよい。

Case files 06
薬物乱用頭痛

Case 17, 18, 19 頭痛薬を使いすぎている頭痛患者の3例

　薬物乱用頭痛（medication overuse headache: MOH）は、頭痛患者が急性期頭痛治療薬を不適切に乱用することにより、頭痛が増強、あるいは新規に頭痛が出現する病態をさす。MOHでは急性期治療薬の効果は短時間で限定的になるため、さらに使用頻度が増すという悪循環を招きやすい。片頭痛からMOHに進展する例が圧倒的に多いが、緊張型頭痛もMOHに進展しうる。群発頭痛や、一次性頭痛のない患者では、鎮痛薬などを過剰使用してもMOHはおこらないと考えられている。ただし、片頭痛の既往や家族歴があるケースでは発症しうるので注意を要する。『慢性頭痛の診療ガイドライン2013』には、「薬物乱用頭痛の治療の原則は① 原因薬物の中止、② 薬物中止後におこる頭痛への対処、③ 予防薬投与の3つであるが、確立された治療法はない。離脱方法は外来、重症の場合は入院で原因薬物の即時中止が奨められる。」と記述されている[1]。頭痛専門外来では遭遇頻度がきわめて高い頭痛である[2]。「薬物乱用頭痛」は非合法薬物の乱用とは関係がない。誤解を招くことがあり名称変更の要請がなされていた。ICHD-3β日本語版では「薬剤の使用過多による頭痛（薬物乱用頭痛）」の名称を暫定的に採用した。具体的な症例を3例みてみよう。

Case 17　毎日朝から頭痛が……　　38歳、女性、介護士

　高校生のころからときどき頭痛があったが、市販の頭痛薬ですぐに軽減していた。30歳ごろより頭痛の回数がふえて、ときどき寝込むことがあった。頭痛がひどくなると、頭痛薬が効かなくなるので、早めに飲むようにしていた。あらかじめ頭痛薬を飲んでおくと頭痛がおこらないので、頭痛がおこると困る日は、朝

のうちに服薬するようになった。数年前からほとんど毎日内服しており、最近は1日に2〜3回飲んでいる。毎日頭痛がある。朝から頭痛があることが多い。頭痛薬を飲んでなんとか仕事をしているが、かなりつらい。テレビで「薬物乱用頭痛」について知り、心配になって受診した。

　神経学的診察、血液検査、脳画像はとくに問題ない。高校生のころの頭痛は拍動性で、動作による悪化、悪心があり、片頭痛でよさそうである。現在の頭痛の特徴は緊張型頭痛様であるが、ときに拍動性で悪心を伴っている。二次性頭痛は否定的で、片頭痛から進展したMOHと診断してよさそうである。薬物乱用頭痛のメカニズムを説明し、市販の頭痛薬をやめるように指導し、頭痛ダイアリーの記録を指示した。

Question 01
急性期治療薬（頓用薬）は何を処方するか？
1) 一切処方しない
2) アセトアミノフェン　1000 mg
3) トリプタン
4) ロキソプロフェン
5) エルゴタミン

Question 02
予防薬は何を処方するか？
1) 処方しない
2) ロメリジン
3) バルプロ酸
4) アミトリプチリン
5) ナイキサン

Case 18　毎日、重い頭痛の高齢女性　　72歳、女性

　何年も前から、毎日、重い感じの頭痛があり、頭痛薬を飲んでいる。かかりつけの内科から降圧剤と頭痛薬（複合鎮痛薬）をもらっている。不足すると薬局で頭痛薬を買っている。頭痛のない日はまったくない。午前中と夕方に頭痛が強くなる。以前の頭痛について問診をしても要領を得ない。付き添って来院した娘の話では、娘が子供のころから、よく頭痛がするといって頭痛薬を飲んでいたという。頭痛薬を飲みすぎるとよくないと言っても聞かないので、心配になり受診を勧めたとのこと。神経学的診察では局在徴候はないが、認知機能障害が疑われる。血液検査では、Hbが10.6 g/dLと軽度の貧血。クレアチニンは1.4 mg/Lで軽度上昇。脳MRIは中等度の脳萎縮と虚血変化を認めるが、大きな梗塞などは認め

ない。MMSE は 24 点で軽度低下していた。現在の頭痛は緊張型頭痛様であるが MOH と考えられる。詳細は不明であるが、以前には片頭痛があったと推測される。頭痛薬を飲みすぎるため頭痛が増強している旨を説明するが、頭痛薬をのまないと我慢できないとくり返す。薬剤による腎障害も疑われることを説明した。

> **Question 03**
> 急性期治療薬（頓用薬）は何を処方するか？（選択肢は Q01 と同じ）

> **Question 04**
> 予防薬は何を処方するか？（選択肢は Q02 と同じ）

Case 19 咳止めを常用する中年女性　　44 歳、女性、自営業

　30 歳ごろより頭痛がひどくなった。市販の頭痛薬を使っていたが、だんだんきかなくなった。約 5 年前、友人から、ひどい頭痛には風邪薬が効くと聞いて使用するようになった。咳止め内服液が頭痛にも効果があると教えられ、服用するようになった。最近はほとんど毎日、1、2 本内服している。一度に 2 本服用することもある。咳止め内服液を服用すると、15 分くらいで潮がひくように頭痛が消えるという。友人の勧めで受診した。神経所見、血液一般、脳 MRI は異常なし。咳止めの成分を確認したところ、コデインリン酸 30 mg が含有されていた。咳止めにオピオイド成分が含まれており、オピオイド乱用頭痛であることを説明した。違法ではないが、医薬品の不適切な使用であることも伝えた。

> **Question 05**
> 急性期治療薬（頓用薬）は何を処方するか？（選択肢は Q01 と同じ）

> **Question 06**
> 予防薬は何を処方するか？（選択肢は Q02 と同じ）

解説
　薬物乱用頭痛の治療は、前述のとおり、①原因薬物の中止、②薬物中止後におこる頭痛への対処、③予防薬投与の 3 つが原則であるが、個々の症例によっ

てアプローチはかなり異なる。

　提示した3例はいずれもMOHである。症例1、2は多くの読者が似たようなケースを経験しているのではないかと思う。ヨーロッパの頭痛エキスパートなら、症例1には何も処方せず、まず2か月観察するだろう。すなわちQ 01は1)、Q 02は1)である。米国なら、Q 01は3)、Q 02は3)。予防薬はバルプロ酸よりも、トピラマートやボツリヌス毒素が好まれるかもしれない。筆者は通常、症例1のようなケースにはQ 01は3)、Q 02は2)を選択している。理性的で、セルフコントロールができると思われる患者では、十分に説明し、1～2週は頭痛をがまんして、その後頭痛がおこれば、トリプタンを試すように指示する場合もある。すなわちQ 01は3)、Q 02は1)。適切な指導でMOHから離脱させ、反跳頭痛ではなく、本来の頭痛発作がおこった際にトリプタンを使用するようにという趣旨である。MOH患者のかなりの者が、適切な情報提供、指導のみで軽減する。このようなケースを単純型MOH、あるいはtype-I MOHと称することがある[3]。一方、うつや、不安障害、依存傾向のある場合には、MOHからの離脱は容易でない。精神疾患の共存やオピオイドなどの乱用のある場合は複雑型MOH、あるいはtype-II MOHとされている。複雑型のMOHは治療が難しいが、まずはQ 01の2)および3)、Q 02の3)および4)で治療をスタートする。抗うつ薬はアミトリプチリンよりも即効性が期待できて、忍容性にすぐれているSSRI（パロキセチン、セルトラリンなど）を使用するのもよい。外来で治療がうまくいかなければ、入院して乱用薬剤を断薬する。反跳頭痛の対策として、数日、ステロイドを使用することもあるが、エビデンスはかならずしも十分ではない。

　症例2は治療が難しい。急性期治療薬を乱用していても、それなりに落ち着いているのであれば、そのままで様子をみてもよいのではないかとの意見もあるが、この例では腎臓障害が疑われ、急性期治療薬の副作用の可能性が高いことも考慮すると、やはり介入が必要である。筆者はQ 03の1)、Q 04の4)がファーストチョイスである。アミトリプチリンはごく少量、0.5錠（5 mg）程度から開始する。頭痛ダイアリーの記録を家族の協力もえて、つけてもらう。急性期治療薬をどうしても中断できない場合は乳糖などプラセボを頓用で服用するか、あるいは、ドンペリドンなど制吐薬を頓用で使用させることもある。

　症例3は、オピオイド乱用頭痛である。米国ではかなり多くの患者がコデインやトラマドールなどを乱用しているとされている。わが国では、一部のペインクリニックでリン酸コデインなどが鎮痛薬として頭痛に処方されているケースか、

鎮咳薬として市販されているコデイン含有製剤が不適切に乱用されているケースにときに遭遇する。複雑型 MOH の典型例である。筆者の選択は Q 05 の 2)、3)、4)、Q 06 の 3)、4)、5)。とにもかくにも、オピオイドから離脱させるために、十分の救済薬を準備する。予防薬は多少、眠気やふらつきがあっても十分な薬剤を投与する。バルプロ酸やトピラマートがよく使用される。また、抗うつ薬の併用も行う。反跳頭痛がひどい場合には、半減期の長い NSAIDs を予防的にしばらく継続使用することもある。

　MOH の離脱後の再発率は約 30% とされている。1 年以内の再発が多いので、離脱後、1 年はダイアリーを記録し、急性期治療薬の使用を厳密に管理することが長期的な治療のポイントである。

文献

1) 慢性頭痛の診療ガイドライン作成委員会．VI-3．薬物乱用頭痛の治療法と予後はどうか．In: 日本神経学会・日本頭痛学会 監修，慢性頭痛の診療ガイドライン作成委員会 編．慢性頭痛の診療ガイドライン 2013．医学書院．2013: 268-270.
2) 竹島多賀夫．薬物乱用頭痛、慢性連日性頭痛（慢性片頭痛、変容片頭痛、慢性緊張型頭痛）．In: 鈴木則宏 編．頭痛診療ハンドブック．中外医学社．2009: 200-224.
3) Saper JR, Lake AE. III. Medication overuse headache: type I and type II. *Cephalalgia*. 2006: 26-1262.

Case files 07

顔面痛、神経痛、その他

Case 20　三叉神経痛
Case 21　インドメタシン反応性頭痛
Case 22　閃輝暗点の後、頭痛と言語障害が出現

Case 20　三叉神経痛　72歳、女性

　3日前から、左顔面に激痛がおこるようになった。1日10回以上ある。頬部中心に電気ショックのような短時間の痛みである。食事や歯磨きで誘発される。市販の鎮痛薬は効果がなかった。歯科を受診したが歯には異常がないと言われた。神経内科受診を勧められ来院。

　顔面の疼痛以外は、神経学的な脱落はない。患者は顔面に触れられることを恐れている。ルーチン脳MRI検査では異常は認めない。

Question
第一選択はどれか？
1）血管減圧術
2）γナイフ
3）カルバマゼピン
4）プレガバリン
5）インドメタシン

解説

　このケースは「典型的三叉神経痛」である。よく問診すると、数年前に1か月程度、同様の症状があった。

三叉神経痛は、短時間の電撃痛が、突然発現し、突然終了するものである。三叉神経枝の支配領域のひとつ、またはそれ以上の部位に限局して生じる。
　神経痛は、洗顔、髭剃り、喫煙、会話または歯みがきなどがトリガー因子となることも多いが、自然発症の疼痛もおこる。鼻唇溝や頤（オトガイ）部にトリガー域があることが多く、患者は顔面に触れられることを恐れるのも特徴のひとつである。
　第2、第3枝領域、すなわち、頬やオトガイ部に多い。第1枝領域にもおこりうるが、5％未満とされている。通常片側性である。
　両側性の三叉神経痛の場合は多発性硬化症など、中枢性の原因も考慮する必要がある。
　MRI機器の進歩により、後頭蓋窩の精査が可能となっており、大部分の典型的三叉神経痛患者では蛇行した血管により三叉神経根が圧迫されていることが示されている。圧迫を解除する微小血管減圧術が選択されることもあるが、通常は、薬物療法が第1選択薬である。カルバマゼピンが著効する。眠気、ふらつき、薬疹に注意する。プレガバリンも奏功するケースが多く、最初からプレガバリンが選択されるケースもふえてきている。インドメタシンは無効である。
　薬物療法でコントロールが困難な場合には、微小血管減圧術を考慮する。γナイフによる三叉神経焼灼はファーストラインの治療としては勧められないが、ほかに選択肢がない場合に検討されることがある。
　三叉神経痛は顔面の神経痛で"頭痛"として自覚されることは多くないが、第1枝が罹患すると頭痛と訴える場合もある。
　後頭神経痛は大後頭神経、小後頭神経または第3後頭神経（耳介神経）の支配領域に生じる神経痛である。罹患神経上に圧痛を伴うことが大部分である。局所麻酔薬を用いた神経ブロックにより痛みは一時的に軽減する。器質的な異常を伴わないことが多いが、帯状疱疹の再活性化による場合がある。皮疹を確認できれば確実である。後頭部の激しい痛みは環軸関節偽痛風発作（crown-dens症候群）や、椎骨動脈解離の鑑別も必要である。
　外耳道の深部の神経痛は中間神経痛（顔面神経の分枝）である。
　持続的な顔面痛で、三叉神経痛には合致しないものを持続性特発性顔面痛とする。以前、非定型顔面痛とされていたものと同じである。

Memo 04　人の名前がついた神経痛（冠名症候群）

冠名症候群には、研究者や報告により概念や範囲が異なるものも多いが、有名なものを紹介する。

■ Sluder 翼口蓋神経痛（sphenopalatine neuralgia）

一側の鼻根部、眼周囲、頬骨、上顎歯、口蓋・咽頭などに放散する発作性の痛み。結膜充血、流涙、鼻汁などの自律神経症状を伴う。女性に多い。翼口蓋神経節のコカイン注射により消失する。翼口蓋神経は三叉神経第2枝（上顎神経）の枝で正円孔から頭蓋外に出た部位が翼口蓋窩で、頬骨神経、眼窩下神経、翼口蓋神経にわかれ、翼口蓋神経は翼口蓋神経節に入る。翼口蓋神経節は頭部で最大の副交感神経節で、運動根（副交感神経線維）、交感神経線維、知覚神経線維が含まれる。報告によっては、群発頭痛や TAC と考えられる症例も含めて Sluder 症候群としてまとめられている場合もある。ICHD-2 では今後の検討が必要な疾患概念として記載されている。著者の見解としては、Sluder の原著にしたがって翼口蓋神経に原因を求めることができる神経痛で、顔面下半分の痛みであり、耳より上には痛みが波及しないものとするのが妥当である。邦語記載はスルーダー、スラッダー、スラダーなどがある。

■ Vail's Vidian 神経痛（翼突管神経痛、Vidian 神経痛）

大錐体神経（顔面神経）と深錐体神経は翼突管神経（vidian 神経）として翼突管を貫通し翼口蓋神経節に入る。翼突管神経の炎症や刺激による神経痛を Vail が Vidian 神経痛として報告した。症状は翼口蓋神経痛（Sluder）と類似しており、その亜型と考えられている。

■ Charlin 症候群（鼻毛様体神経痛）

一側の外鼻孔外面に触れると乱刺痛が生じ内側前方領域へ放散するまれな疾患（頭頸部神経痛の項も参照）。

■ Gradenigo 症候群（Gradenigo-Lennois 症候群、錐体骨尖端症候群）

中耳炎と同側の三叉神経痛、とくに第1枝領域、側頭・頭頂部の持続的疼痛と外転神経麻痺を合併する。Gradenigo の原著では中耳炎の炎症が錐体骨尖端に波及し、限局性の脳軟膜炎がおこり、同部を走行する三叉神経と外転神経が障害され

るとしている。炎症が強い場合には、動眼神経、滑車神経、三叉神経節、顔面神経や聴神経も巻き込まれる例もある。中耳炎がない場合でも、錐体骨尖端部の髄膜外膿瘍、骨折、脊索腫、真珠腫、髄膜腫、三叉神経鞘腫、鼻咽頭腫瘍などによる同様の症状の組み合わせが報告されている。

■ Raeder 症候群（Raeder's paratrigeminal neuralgia）

一側の眼窩部拍動性激痛と同側の発汗障害を伴わない不全型 Horner 症候群（縮瞳、眼瞼下垂）を呈する。中頭蓋窩 Gasser 神経節（三叉神経節）近傍の病変による。傍鞍部脳神経（III、IV、V、VI）障害の有無により Group I、Group II に細分類する。Raeder 症候群 Group I では、中頭蓋窩、内頸動脈、副鼻腔、歯根を中心に器質病変の十分な検索が必要である。Group II では重篤な疾患は少ない。

■ Eagle 症候群

過長な茎状突起により片側の顔面痛や頭痛をきたす。舌咽神経など脳神経の圧迫や頸部交感神経の障害によると推定されている。

■ Monbrun-Benisty 症候群

一側の眼球後部の痛みが後頭部に放散する。顔面の血管拡張症状を伴い、皮膚の発汗過多と知覚過敏を伴う。眼球あるいは眼窩の外傷後数か月後にあらわれる。

Case 21　インドメタシン反応性頭痛　52歳、女性

症例

4か月前より、右目の激痛が出現。側頭部を中心に右側の頭痛が一日中続き、日に数回、激しい痛みがおこる。市販の頭痛薬や、かかりつけ医で処方された鎮痛薬は効果がなかった。激しく痛み出すと、目が充血し、涙が出て、鼻水が出る。目をえぐられるような、また、刺されるような痛みが30分から1時間くらい続き、その後自然に和らぐが、頭痛が完全に消えることはない。かかりつけ医の紹介状を持参して来院した。紹介状によると、脳CTは正常範囲。片頭痛としてロキソプロフェン、ジクロフェナック、スマトリプタンの内服、点鼻、ロメリジン

などを使用したが無効であったとのことで、頭蓋内精査と治療の依頼であった。神経所見、血液検査、脳 MRI はとくに異常なし。

> **Question**
> 何を処方するか？
> 1）インドメタシン
> 2）カプサイシン
> 3）トピラマート
> 4）プレガバリン
> 5）ラモトリギン

解説

　本例の頭痛の特徴は、片側の頭痛が持続しておりときに増強すること、増悪時には頭痛側に自律神経症状を伴っていることである。インドメタシン 75 mg/日を処方したところ、投与 2 日後から、頭痛は完全に消失した。これにより、持続性片側頭痛の診断が確定した。治療 3 か月後に減量中止すると再発したので、インドメタシンを再投与した。その後 2 年間、50 mg/日で経過良好である。したがって正解は 1）である。2）～4）も用いられることがあるが、第一選択にはならない。慢性発作性片側頭痛（chronic paroxysmal hemicrania：CPH）は Sjaastadt が 1974 年に発見した頭痛である[1]。群発頭痛様であるが、発作が 10 分程度で群発より短く、頭痛発作の頻度が 1 日 5 回以上と群発より多い。発作時に眼充

> **Memo 05　TAC の概念**
>
> 三叉神経自律神経性頭痛（trigeminal autonomic cephalalgia: TAC）の概念は、ICHD-2（2004 年）に導入されたが、専門家の間ではすでに市民権を得た用語となっている。群発頭痛も TAC のひとつである。
>
> そのほかの TAC は、ざっくりとまとめると、群発頭痛としては非典型的だが、三叉神経痛とするのも無理がある片側の頭痛で自律神経症状（流涙、眼結膜の充血、鼻汁など）を伴うものといえるだろう。

血や流涙を伴う。もっとも特徴的なことは、ほかのNSAIDsはほとんど効果がないのに、インドメタシンが著効することである。その後、寛解期のある例も報告され、発作性片側頭痛としてまとめられ、反復性と慢性のサブフォームに分けられている。慢性発作性片側頭痛、反復性発作性片側頭痛、そして持続性片側頭痛は、インドメタシンに絶対的な反応を示すことから、「インドメタシン反応性頭痛」との名称もある。

インドメタシンが著効するが、胃腸障害により継続が困難なことが少なくない。プロドラッグであるインドメタシンファルネシルを用いるのも工夫のひとつである。インドメタシンを中止せざるをえない場合は、ガバペンチンやプレガバリン、トピラマートなどが選択肢である。これらの薬剤とインドメタシン低用量の併用も行われている。持続性片側頭痛は、ICHD-2では、「その他の一次性頭痛」のグループに分類されていたが、ICHD-3βでは、TACに分類された。

なお、一次性頭痛の分類と診断は症候学的になされており、原則として薬剤の効果による診断は排除されているが、インドメタシンは例外的に診断基準に含まれている。

なぜインドメタシンが効くのか、なぜほかのNSAIDsは効かないのかについて、さまざまな見解があるが、いまのところ明快なものはない。

文献

1) Sjaastad O, Dale I. Evidence for a new (?), treatable headache entity. *Headache*. 1974; 14: 105-108.

Case 22　閃輝暗点の後、頭痛と言語障害が出現　34歳、女性

症例

主訴： 頭痛、一過性の言語障害。22歳頃より、月に1回程度頭痛発作あり。閃輝暗点が20分ほど続き、その後非拍動性の片側頭痛がおこり、悪心、嘔吐、光過敏を伴う。トリプタンが有効であった。約2週間前に、いつものように閃輝暗点と頭痛がおこったが、頭痛の発作中に言葉が出なくなった。周囲の状況やテレビの内容は理解でき、考えることもできるが、言葉がうまく出てこず、言いたいことが思うように言えなかった。この状態が約60分続いた。頭痛薬を飲んで

もよいかどうかわからず、様子をみていたら、吐いてしまい、そのまま眠ってしまった。目が覚めたら頭痛も改善していた。7〜8年前に一度、同様の言葉が出ない症状を頭痛発作中に経験したが、その時は15分くらいであった。心配になり、頭痛外来を希望して来院。神経所見、脳MRIは異常なかった。

Question
対応、説明はどうするか
1) 一過性脳虚血発作に伴う頭痛であり、心血管を精査し抗血小板療法を開始する
2) 片頭痛性脳梗塞に準じて入院治療を行う
3) 片頭痛発作と一過性脳虚血発作がおこった可能性が高いと説明する
4) 失語性言語障害は片頭痛性前兆で心配はないと説明する
5) 片頭痛にてんかん発作を合併した可能性が高いので、抗てんかん薬の服用を検討する

解説

頭痛学における前兆（aura）は、「神経症状の複合体であり、片頭痛発作の頭痛が始まる直前または同時期に起こるもの」と規定されている。疲労感や集中困難、頸部のこり、光過敏、音過敏、悪心、霧視、あくびなどの漠然とした症状は、前兆と区別して予兆（premonitory symptoms）とする[1]。予兆は「前兆のない片頭痛」においてもしばしば経験される。神経症状の複合体（the complex of neurological symptoms）とは大脳あるいは脳幹に由来する局在神経徴候とその組み合わせを意味する。閃輝暗点など視覚に関連した前兆が多く、また、よく知られているが、視覚以外の前兆も存在する。大脳皮質に由来すると考えられる前兆には、視覚症状のほか、感覚症状、運動症状、言語に関連した症状がある。視覚、感覚、失語性言語障害の3つが典型的前兆とされ、運動障害があれば片麻痺性片頭痛に分類する。典型的前兆は5分から60分の持続時間である。5分未満の短時間の症候は前兆には含めない。構音障害、回転性めまい、耳鳴、難聴、複視、両眼の耳側および鼻側にわたる視覚症状、運動失調、意識レベル低下、両側性の感覚障害のうち2つ以上あれば、責任病巣の局在を脳幹あるいは両側大脳半球に求め、脳幹性前兆を伴う片頭痛（脳底型片頭痛）とする。

本例は、閃輝暗点に引き続いておこった一過性の失語性言語障害であり、典型的前兆である。神経所見、脳MRIの異常もないので、片頭痛性前兆として経過をみてよい。侵襲的な脳血管撮影検査や入院治療は不要である。正解は4）である。

　閃輝暗点は、後頭葉の皮質拡延性抑制がその本態と考えられている。一過性の神経細胞の興奮と引き続く機能抑制が皮質を拡延し、視覚野の神経興奮が閃輝として認知され、抑制が視覚障害となって現れる。後頭葉皮質野から始まった拡延性抑制が、大脳皮質の感覚野に及べば、感覚性の前兆となり、言語野に及べば失語性言語障害がおこる。皮質拡延性抑制がおこっていても、一定の閾値を超えなければ、臨床症状が出ないため、前兆を自覚しない患者や発作があると想定されている。

文献
1) Vincent MB, Hadjikhani N. Migraine aura and related phenomena: beyond scotomata and scintillations. *Cephalalgia*. 2007; 27(12): 1368-1377.

Chapter 2

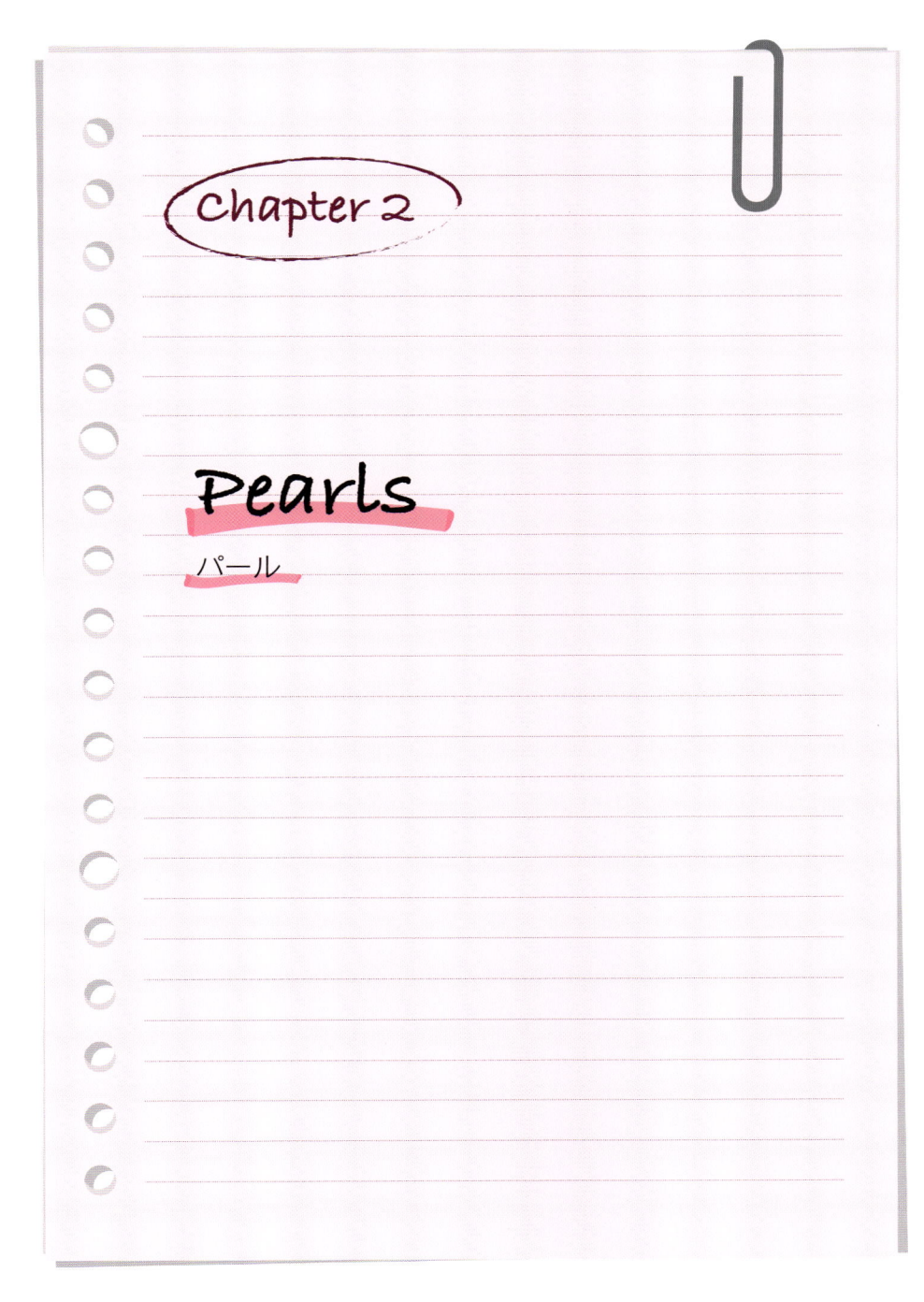

Pearls
パール

Pearls 01 　　診断編

» 人生最悪の頭痛は危険な頭痛
» 「この患者さん、診たくない」と思ったら、二次性頭痛は絶対除外
» 高齢者の頭痛をみたら、側頭動脈炎を疑う
» 問診の極意、患者に語らせる、ドアノブＱ
» この患者は片頭痛か緊張型頭痛かと考えるのはやめて
　片頭痛があるかどうかと考えよ
» 入浴、運動、飲酒――悪化すれば片頭痛、改善すれば緊張型
» 「これまでにも同じような頭痛がありましたか？」緊急性の高い二次性
　頭痛の有無を見抜く
» 生理痛で頭が痛いのはきっと月経関連片頭痛です

✓ 人生最悪の頭痛は危険な頭痛

　頭痛患者を診ていて一番ツライのは、くも膜下出血などの二次性頭痛を見逃すことである。レッドフラッグ頭痛、headache alertなどいろいろな表現があり、多くのエクスパートが格言として、二次性頭痛を見逃さないためのノウハウを残

表12　二次性頭痛を疑うポイント

1.	突然の頭痛
2.	今まで経験したことがない頭痛
3.	いつもと様子の異なる頭痛
4.	頻度と程度が増していく頭痛
5.	50歳以降に初発の頭痛
6.	神経脱落症状を有する頭痛
7.	癌や免疫不全の病態を有する患者の頭痛
8.	精神症状を有する患者の頭痛
9.	発熱・項部硬直・髄膜刺激症状を有する頭痛

[日本神経学会・日本頭痛学会 監修，慢性頭痛の診療ガイドライン作成委員会 編．慢性頭痛の診療ガイドライン2013．医学書院．2013：6]

している。**表12**が主要な二次性頭痛を考慮すべきポイントである。筆者がひとつ挙げるとするといつも「これまでに同じような頭痛がありましたか？」という問診をすることにしている。人生最悪の頭痛、これまでに経験のない頭痛は、二次性頭痛を疑い徹底的に原因検索をしたほうがよい。多くは空振りに終わるが、それでもよいのである。くも膜下出血を見逃して患者が不幸な転帰をとることを1例でも減らせれば、その陰に、正常な画像検査や髄液検査があってもよしとすべきである。ただし、なにも考えずに、やみくもに検査することを勧めているわけではないことは、ご理解いただきたい。

✓「この患者さん、診たくない」と思ったら、二次性頭痛は絶対除外

　医者も人の子、好き嫌いがある。患者に限らず、印象の悪い人をみると、不快感を感じるが、この人の脳のなかはどうなっているのかなと少し興味もわく。病名が想起されることもあるし、きっと前頭葉の機能が変調しているのかなと想像して終わることもある。診察しているときであれば、認知症、パーキンソン病やてんかん、片頭痛に伴う精神症状、人格変化であれば、神経内科医、頭痛専門医としての守備範囲か、精神科に依頼するべきか考えながら診療している。一人で受診した患者が、わけのわからない主張をしたり、わがままな要求をする場合は、混雑している外来ではとくに大迷惑である。しかし、その患者を家族や友人が、「今朝から様子がおかしいのです。普段はこんな人ではありません」といって連れてきたら、きっと脳炎や頭蓋内病変を考慮するに違いない。医療費の無駄遣いと思うような受診の仕方をする患者には、説明して人間ドックを案内しているが、自分が不快な印象や拒否的な感情をもった場合は、冷静に二次性頭痛を除外するプロセスを踏むほうがよい。かなりの高確率で、脳幹部や前頭葉の頭蓋内占拠性病変、脳炎、水頭症などがみつかる。慢性硬膜下血腫の例もあった。そのとき、そのまま帰しても、翌日、どこかで正しく診断されて大事に至らないかもしれないが、取り返しのつかない状況になり救急車でやってくるかもしれない。主要な二次性頭痛はきちんと除外してから、説教するなり、適切な機関、施設に行くように説得することを考えたほうがよい。

✔ 高齢者の頭痛をみたら、側頭動脈炎を疑う

　当たり前のことだが、わざわざ頭痛外来を受診するというのは、患者はそれなりに頭痛で辛い思いをしているということである。若年女性は片頭痛、中年女性は薬物乱用頭痛、会社勤めの中年男性は緊張型頭痛…！

　もちろん該当しない患者もたくさんいるが、これらはステレオタイプの患者イメージとして、一理ある。高齢者が最近おこった頭痛を主訴に来院した場合、雷鳴頭痛のパターンなら、くも膜下出血（subarachnoid hemorrhage：SAH）を第一に疑うが、側頭動脈炎はつい忘れてしまう。側頭動脈炎はそれほど多くはないが、決してまれではない。治療のタイミングを逃すと、失明に至ることがあるので、注意が必要である。高齢者の最近はじまった一次性頭痛の鑑別診断に側頭動脈炎をかならず入れておくと、血液検査を実施するので、多くの炎症性疾患や内科的疾患も発見できる。

Memo 06　側頭動脈炎

　巨細胞性動脈炎（側頭動脈炎）とは側頭動脈におこる巨細胞性炎で、頭痛をきたす頻度が高い。60歳以上の高齢者に新規に発症した頭痛では考慮を要す。診断、治療が遅れると失明に至る。顎跛行（食事中に噛めなくなり、頻回の休息を要する）や、一過性黒内障、リウマチ性多発筋痛症の合併は巨細胞性動脈炎を示唆する。血沈の促進、血小板数の増多も特徴的。側頭動脈の生検により確定診断を行い、ステロイドを投与する。

✔ 問診の極意、患者に語らせる、ドアノブQ

　問診にはさまざまな極意がある。ドアノブクエスチョン（Q）もそのひとつ。診察が終わったあと、診察室のドアを出るときに、あるいはいったん出た後に患者が引き返してきて、何かを話しはじめる経験は少なくないと思う。診察が終わったと思ったのに、患者が引き返してきて長引くと、予定は狂うし、面倒だなあと思ってしまうのが人情だが、患者が本当に話したかったこと、聞きたかったことを、診察中に話せずに診察が終わってしまった結果であることが多い。患者

頭痛の問診票

お名前 _____ 年齢 ___ 才 （ ID _____ ）　（担当者サイン _____ ）

身長（　　cm）体重（　　kg）血圧（　　／　　mmHg）

1. いつから頭痛がありますか。　　歳頃、　　年　　月頃から、（　　日、　　週、　　月）前から
2. どのくらいの頻度ですか。　□年　　回　　□月　　回　　□ほぼ毎日
   □今回が初めて　　□その他（　　　　　　　　）
3. 1回の頭痛の持続時間はどのくらいですか。
   □ずっとある　　□数日間　　□丸1日　　□半日　　□1〜3時間　　□瞬間
   □その他（　　　　　　　　　　　　　　　　　　　　　　　　　　　　　）
4. 頭痛がおこるところはどこですか（複数回答可）。
   □片側（□右　□左）　□両側　　□真ん中　　□いつもちがうところが痛む　□目のまわり
   □前　　□後ろ　　□横　　□てっぺん　　□頭と首のさかいめ　　□その他（　　　　　　　　）
5. どのような痛みですか（複数回答可）。
   □ずきんずきんと脈を打つ　　□しめつける　　□刺されるような　　□ぴりぴり　　□つかまれるような
   □えぐられるような　　□焼けるような　　□割れるような　　□ガンガンする　　□重い、コリのような
   □その他（　　　　　　　　　　　　　　　　　　　　　　　　　　　　　）
6. 痛みの程度
   □仕事や日常生活に問題なし
   □仕事や日常生活に問題あるが、なんとかこなしている。我慢している。
   □仕事や家事ができない。寝込んでしまう。

   Ha days 　/mo
   Mig days 　/mo
   （医師が記入します）

7. 頭痛がある時、ふだんの動作（階段の昇降など）や、体操、運動をすると、頭痛が
   □悪化する　　□かわらない　　□改善する　　□その他（　　　　　　　　）
8. 頭痛に伴う症状はありますか（複数回答可）。
   □はきけ、嘔吐　　□光をまぶしく感じる　　□音をうるさく感じる　　□臭いに敏感（　　　　　）
   □目が充血する　　□涙がでる　　□鼻水がでる　　□めまい　　□脱力感、体がだるい
   □肩こり　　□首が痛む　　□手や足がしびれる　　□その他（　　　　　　　　）
9. 頭痛の前ぶれはありますか（複数回答可）。
   □なし　　□ギザギザとした光がみえる　　□手や足がしびれる　　□その他（　　　　　　　　）
10. 頭痛がおこりやすい時刻、状況
    □朝・起床時　　□午前中　　□午後・夕方　　□睡眠中　　□週末・休日　　□生理中（女性の方）　　□特になし
11. 思い当たる誘因や原因はありますか（複数回答可）。
    □なし　　□睡眠不足　　□寝すぎ　　□疲れている　　□ストレス　　□緊張　　□空腹　　□運動
    □飲酒　　□その他（　　　　　　　　　　　　　　　　　　　　　　　　　　）
12. 普段使っている頭痛薬の種類と使用日数・回数、効果について
    薬品名：
    使用日数・回数：月に　　日、一日に　　回、その他（　　　　　　　　　　）
    効果：□よく効く　□少しましになる　□ぜんぜん効かない
13. 頭痛に関連してこれまでに受けた検査はありますか。
    □CT　　□MRI　　□その他（　　　　　　　）　　歳頃、　　年　　月頃
14. ご家族・血縁者に頭痛持ちの方はおられますか。　□なし　　□あり（続柄：　　　　　　　　　）
15. あなたの頭痛について、関連がありそうなこと、気がついたこと、特別なこと、心配なことがあれば教えてください。
    （　　　　　　　　　　　　　　　　　　　　　　　　　　　　　　　　　　　　）

医療法人寿会　富永病院・富永クリニック（2011/09）

図　頭痛の問診表［医療法人寿会 富永病院・富永クリニック．2011年9月作成］

がドアノブで引き返して聞いてくれることで、診断や治療の方向を間違えずにすむことがある。だから、ドアノブQは、きちんと聞いたほうがよい[1]。そしてできれば、患者が実際にドアを出る前、診察室の椅子に座っている間にこのドアノブQを聞き出すほうがよい。「それでは、今日の診察はこれで終わりますが、最後に何か疑問や聞きたいことがありますか？」と聞いてみる。この質問の時間を想定してあれば、患者がありませんと答えれば、時間をgainできるし、何か話せば、立ち話ではなくて、重要な問題をゆっくり話し合うことができる。

文献
1) 箕輪良行 他．コミュニケーションスキルの実際．In: 松村真司、箕輪良行 編．コミュニケーションスキル・トレーニング．医学書院．2007: 49-118．

Column 04　問診 ONE-UP

　医療面接、問診、外来診察、どのように表現してもよいが頭痛診療において患者からうまく情報を引きだし、適切に情報を伝える技術は重要である。忙しい外来ではなかなか十分な時間をかけて患者と話すことができないが、新たに外来をはじめたときや、何かの手違いで受診患者が少ないときがあれば、一人の頭痛患者と30分、1時間とじっくり頭痛について話すと、患者は多くのことを教えてくれる。頭痛発作中の状況、痛む部位、痛み方、そのときの気分、随伴する症状、具体的にどのような対処をしているかなどなど。患者の頭痛に興味をもって根ほり葉ほり聞いてみるのである。頭痛に関連した症状や状況の表現方法、語彙がふえていく。会話を遮断せず、患者の話を傾聴し、適切に視線をあわせるといった基本的なコミュニケーションの技術に沿って対応する。説明には医学用語を避けるか、医学用語を用いる場合には、漢字を書いて、内容も説明するとよい。少し、練習が必要なテクニックとしては、会話を適宜要約して話の筋を整理すること、患者が会話に躊躇した際には会話を促し、少し長めの時間を待つこと、いわゆるドアノブQ（最後に何かご質問／ご心配なことはありませんか？）などが挙げられる。

何度か診療していると、打ち解けてきて、個人的なことを少しずつ話しはじめる患者も多い。世間話のようであっても、患者の生活背景や環境を把握する重要な情報が含まれていることがある。患者の服装や表情、話し方などから患者の情報を得ることも重要で、準言語的、あるいは非言語的コミュニケーションといわれるものである。「ご自分では、頭痛の原因は何だとお考えですか」という質問は有用な情報を引き出すことができる。患者自身が頭痛に関連していると考えている事象を連鎖的に引き出すことができ、患者の思考パターン、生活背景、家庭、職場環境などさまざまな情報が得られる。また、「症状、症候が出現したとき、悪化したときに、生活の仕方や環境でなにか変化したことがありませんでしたか」という質問は、誘因、増悪因子を探ることができる質問法である。

文献
1) 和座一弘. ベテラン医師が達成しているコミュニケーションスキルの現状と課題. In: 松村真司, 箕輪良行 編. コミュニケーションスキル・トレーニング. 医学書院. 2007: 11-15.

Column 05　問診票の利用と Pitfall

問診票（問診表）は患者が来院したら、まず、記入するものである。主訴や、診療上の希望、既往歴、服薬歴、アレルギー歴などはどこの医療機関でも記入させていると思われる。

問診票は便利で、診療効率を上げることができるが、その限界を知って、上手に使う必要がある。各問診表には、それぞれの特徴や個性がある。図は現在、筆者が、慢性頭痛を主訴に受診した患者に、一般的な問診に加えて使用しているものである。二次性頭痛の除外よりも、一次性頭痛の鑑別を重視して作成したものである。患者の自己記入だけでは不十分なことが多いので、患者が記入した後に、専門の看護師が、患者の話を聞き、数行の病歴の記載と、問診票の確認、補完を行って診察医に回す。診察前に、簡単な病歴と、この問診票をみればおおまかな診断が可能である。この問診票をみながら、患者の話を聞いて、問診票から

推定した診断を確定ないし修正する。二次性頭痛の可能性はつねに考慮する必要がある。

頭痛問診票の大きな問題点は、複数の頭痛がある患者では、問診票の記載から判断が難しくなることである。『国際頭痛分類』は、頭痛患者の分類ではなく、頭痛発作の分類をしようとするものである。したがって、多くの頭痛患者が複数の頭痛をもっている。

実際に対面で問診を行う際には「これまで経験してきた頭痛で、いろいろなパターンがあると思いますが、何種類くらいの頭痛がありますか。ご自身の考えで、パターン分けしてみてください」と質問する。たとえば、3種類であれば、各々について問診を行う。最終的には3種類とも前兆のない片頭痛ということもあるし、「前兆のない片頭痛」＋「反復性緊張型頭痛」＋「一次性穿刺様頭痛」という診断になることもある。これを問診票に組み込むと、多くの患者は意味が理解できずに、うまく記入できないので、通常の問診では、患者がもっとも困っている頭痛について書いているか、複数の頭痛を混在させて記入していると考えたほうがよい。

問診票は上手に使うことで診療効率を上げることができるツールである。また、構造化した質問紙を使えば、情報取得の漏れが少なくなる。ただし、過信すると、多くの落とし穴がある。問診票をみて診断をするのではなく、問診票をみながら、患者と話すことによって診断を進めるような使い方が勧められる。

✓ この患者は片頭痛か緊張型頭痛かと考えるのはやめて、片頭痛があるかどうかと考えよ

片頭痛の診断は ICHD-3β の診断基準を使えば簡単である。緊張型頭痛の診断も簡単である。しかしながら、この患者は片頭痛患者か、緊張型頭痛の患者かと考えると、結論が出せないことがよくある。結局は① 前兆のない片頭痛、② 反復性緊張型頭痛と併記することになる。患者さんの話で片頭痛と思っても、根ほり葉ほり聞いてみると、吐き気のない頭痛で、3時間くらいで自然に消える軽いのもあるし、頭が重い感じの頭痛がだらだら続くこともあるという話になる。筆者は大学院生のころ、外来の頭痛患者でも1時間くらいかけて、あれこれ問診していた。まだ『国際頭痛分類』の初版が刊行される前のころで、AdHoc 分類を

Column 06　スタバ最悪！

　症例：20歳の女性。8歳ごろから、頭痛あり。前兆のある片頭痛、前兆のない片頭痛に罹患している。連日性頭痛があり、OTC頭痛薬を月に10日くらい内服している。トリプタンは有効。バルプロ酸400 mgで頭痛は激減した。誘因は、太陽の光と強い臭い。とくにコーヒーの臭いが苦手。香りの強いコーヒーショップの前を通ると頭痛がおこりそうになる。「スタバのお店に入ったら最悪。ほぼ確実に頭痛がおこります」とのこと。臭い過敏は片頭痛の本則の診断基準には入ってないが、ICHD-2の付録診断基準には記載されている[1]。日本で開発された片頭痛スクリーナーでは、臭い過敏が重視されている（図）[2]。タバコや香水の臭いは普段から嫌いで、片頭痛の誘因になる者も多い。職場の隣席者のシャンプーや洗剤、柔軟剤の香りが不快という者もある。片頭痛の誘因、増悪因子になる香りについても、さらなる研究が必要である。

文献
1) ICHD-2
2) Takeshima T, Takao Takeshima for Study Group for Optimal Headache M. A simple migraine screening instrument.the validation study in Japan. *Cephalalgia*. 2005; 25(10) : 970.

1 歩行や階段の昇降など日常的な動作によって頭痛がひどくなることや、あるいは動くよりじっとしている方が楽だったことはどれくらいありましたか？
□なかった　□まれ　□ときどき　☑半分以上

2 頭痛に伴って吐き気がしたり又は胃がムカムカすることがどれくらいありましたか？
□なかった　□まれ　☑ときどき　□半分以上

3 頭痛に伴ってふだんは気にならない程度の光がまぶしく感じることがどれくらいありましたか？
□なかった　□まれ　□ときどき　□半分以上

4 頭痛に伴って臭いが嫌だと感じることがどれくらいありましたか？
□なかった　□まれ　□ときどき　□半分以上

図　片頭痛スクリーナー

使っていた。当時の結論としては、ほとんどすべての慢性頭痛の患者は片頭痛と筋収縮性頭痛（緊張型頭痛）をもっており、片頭痛の割合が多い患者が片頭痛で、半々くらいであればcombined headache、筋収縮性頭痛が主であれば筋収縮性頭痛の患者としているだけで、厳密にいえばほぼすべての患者はcombined headacheであると考えていた。そして、片頭痛と筋収縮性頭痛の特徴が混在した頭痛は多く存在し、厳密に分けることは不可能であると考えていた。片頭痛と筋収縮性頭痛の一元論、spectrumとする説にくみしていた[1),2)]。この考えはいまでも、誤りでないと考えているが、世の中の流れは学問としては疾患を分離し、細分化する方向に進むのが合理的である。したがって、現在の『国際頭痛分類』ではcombined headacheのカテゴリーはなくなって、片頭痛と緊張型頭痛（筋収縮性頭痛）の合併として併記することになっている。ポイントは、『国際頭痛分類』は患者の分類ではなく頭痛発作の分類であり、すべての頭痛を診断し列記するという方針ということである。したがって、ひとつの頭痛を診断しても安心してはいけない。ほかの頭痛もすべてきちんと聞いて診断しないといけないのである。そうすると、頭痛診断には私が駆け出しのころにやっていたように、一人の患者に1時間もかけて問診しないときちんと診断ができないのか、ということになる。忙しい外来では、完璧をもとめるよりも、患者のメリットを最優先にする。このためのパールが、「片頭痛か緊張型かを考えるより、片頭痛があるかどうかを考えて、片頭痛があれば片頭痛から治療する」ということである。もちろん二次性頭痛は除外した上での話である。

文献

1) 竹島多賀夫．緊張型頭痛と片頭痛の関係――合併 vs 一元論．In: 坂井文彦 編．頭痛診療のコツと落とし穴．中山書店．2003: 45-47.
2) Takeshima T, Takahashi K. The relationship between muscle contraction headache and migraine: a multivariate analysis study. *Headache*. 1988; 28(4): 272-277.

Column 07　頭痛診断に困ったときどうするか

　頭痛診療のトレーニングを受け、ある程度慣れれば、頭痛診断はそれほど困難なものではない。国際頭痛分類と診断基準はすみずみまで暗記して使用するものではなく、必要に応じて参照しながら診断を行えばよい。神経内科専門医、頭痛専門医は国際頭痛分類のコードの3桁から4桁まで要求されるが、一般の診療では、通常1桁、2桁レベルの診断でよいとされている。一般医は「#1.1 前兆のない片頭痛」、「#1.2　前兆のある片頭痛」といった診断で十分であるが、専門医は「#1.2.1　典型的前兆に片頭痛を伴うもの」、「#1.5.2　片頭痛発作重積」といったレベルの診断が要求されるということである。

　ある程度慣れてきても、どの頭痛に分類してよいのか迷う場合や、どれにも該当しないように思えるケースに遭遇することがある。

　「一次性頭痛か、二次性頭痛か、あるいはその両方か？」——『国際頭痛分類 第2版』(ICHD-2) あるいは第3版 beta 版 (ICHD-3β) を通読すると、このフレーズがくり返し記載されていることに気づくであろう。これは、頭痛診断を行う際にいつも悩む点なのである。ICHD-2/3β では、この問題について、たとえば片頭痛と二次性頭痛の可能性が考えられる場合には「片頭痛の特徴を有する頭痛が初発し、頭痛の原因となることが知られている他疾患と時期的に一致する場合には、原因疾患に応じて二次性頭痛としてコード化する。以前から存在する片頭痛が、頭痛の原因となることが知られている他疾患と時期的に一致して悪化する場合には、2通りの可能性があり、判定を要する。このような患者の診断は、片頭痛の診断のみとすることも、あるいは、片頭痛およびそのほかの疾患に応じた二次性頭痛の両者として診断することも可能である。二次性頭痛の診断を追加する際の裏づけになる要素としては、原因疾患と頭痛とが時期的によく一致していること、既存の片頭痛の著しい悪化があること、原因疾患が片頭痛を惹起するか悪化させたという確実な証拠のあること、最終的に原因疾患軽快後の片頭痛の改善または消失があることである」とある。この記載は、まったくもってそのとおりなのだが、実際の症例では、なかなか結論が出せないことがある。

　片頭痛患者に異変がおこって頭痛が強くなったり、変化した場合は注

意が必要である。片頭痛もちが、くも膜下出血や脳腫瘍に罹患しないという保証はないので、気になる変化があれば、きちんと神経学的診察を行い、必要があれば脳画像検査や血液検査、髄液検査、を実施する必要がある。

　片頭痛がほかの一次性頭痛と共存していることも経験する。片頭痛と緊張型頭痛の共存は、古くは混合性頭痛、連合性頭痛などとして扱われたように、両方の頭痛を有する患者が多数存在する。一次性穿刺様頭痛は頭部の表面に穿刺様の頭痛がおこるものであるが、片頭痛患者や片頭痛の既往がある患者におこりやすい。おそらく三叉神経系の感作現象、疼痛閾値の変化が関与していると推定される。

　診断に苦慮したときにどのように対処するかは、各々の医師の考え方によるところが大きいが、初診および、初診後しばらくは、万一見逃すと深刻な事態を招く二次性頭痛を除外することを念頭におきつつ精査と治療を進めるのがよい。ひととおりの検査が完了すれば、患者の苦痛を軽減することに主眼をおいた、診断と治療を行うことが患者の利益になる。そして、このようにfollowしている間も、典型的でない点や、奇異に感じる点があれば、その都度、検索を追加して実施することが患者の利益となるのである。頭痛診断に迷った際に、筆者が心がけていることを箇条書きにした。

1) 頭痛診断は一人の頭痛患者にひとつとは限らない。複数あれば頭痛①、頭痛②、頭痛③、…と分けて記載する。最終的に、たとえば、頭痛①と頭痛②が同じ診断になってもかまわない。
2) 診断が容易な頭痛をひとつみつけて安心してはいけない。すべての頭痛を診断すべし！
3) 国際頭痛分類のどれに該当するかわからない頭痛には「＃14.1 分類不能の頭痛」、あるいは「＃14　その他の頭痛」としておく。
4) 特徴が類似していると思われる頭痛名をなるべく多く鑑別診断として列挙する。
5) ただちに生命を脅かす頭痛（例：くも膜下出血マイナーリーク）、治療法が明確な二次性頭痛（例：側頭動脈炎、下垂体腫瘍）を鑑別診断になるべく多くリストアップする。
6) 頭痛の特徴からキーワード（例：睡眠中、流涙、激痛）を抽出。キーワードを和文、英文で文献検索、ネット検索してみる。

✓ 入浴、運動、飲酒
——悪化すれば片頭痛、改善すれば緊張型

　片頭痛と緊張型頭痛の見分け方にはいろいろある。正しくは国際頭痛分類の診断基準に沿って行うことはいうまでもない。片頭痛の発作中は脳硬膜の表面で神経原性の炎症がおこり、血管が拡張しており、拡張した血管が周囲の三叉神経を圧迫し拍動痛を惹起させていると考えられている（三叉神経血管説）。入浴や運動、飲酒は血管を拡張させる方向に作用するので片頭痛は悪化する。一方、緊張型頭痛は、頭頸部の筋緊張が高まり、筋肉内に乳酸やピルビン酸などの疲労物質、発痛物質が蓄積して痛みを惹起している。入浴や軽い運動、飲酒によって筋緊張がほぐれリラックスすれば軽減するのである。ただ、例外もあるのでこれだけで決めつけてはいけない。

✓ 「これまでにも同じような頭痛がありましたか？」
緊急性の高い二次性頭痛の有無を見抜く

　緊急性の高い二次性頭痛の代表的疾患は、くも膜下出血である。このほか、頭蓋内出血、脳梗塞、髄膜炎、脳炎、緑内障などがある。二次性頭痛を疑うポイントは「いつもと様子の違う頭痛」、「経験したことのない頭痛」、「悪化傾向の頭痛」、「突発性の頭痛」などである。発熱や発疹、項部硬直を伴う頭痛、麻痺や視力・視野異常、意識の変容や痙攣など神経症候を伴う頭痛、全身性疾患の既往、50歳以降の初発頭痛も二次性頭痛の可能性を十分考慮する必要がある。初診やプライマリケアにおいて「これまでに同じような頭痛がありましたか？」という質問はきわめて有用で、Yesであればあまり心配はない。Noであれば、頭痛の原因を急いで特定するか、検査や診断ができる施設に早急に送るべきである。

　片頭痛患者がくも膜下出血を発症しないということはない。一次性頭痛の患者が二次性頭痛をきたす疾患に罹患した際に、患者も医師も「いつもの頭痛」と診断が遅れることのないように注意する必要がある。患者が「いつもと違う」と訴えた場合には、① 患者の訴えに耳を傾け、② 神経学的な診察と評価を行い、③ 適切な画像検査、血液検査、髄液検査、脳波などを選択して実施することが肝要である。急性頭痛、亜急性頭痛の患者の場合、くも膜下出血、髄膜炎、脳静脈洞血栓症、側頭動脈炎（巨細胞性動脈炎）、眼科・耳鼻科疾患を考慮して検索する

Memo 07　髄膜炎

　発熱、項部硬直、髄膜刺激症状がみられる。初期は、発熱も項部硬直も目立たず、頭痛と項部、頸部の違和感が主体のことがある。頭部振盪による頭痛の増強（jolting headache/jolt accentuation）が鋭敏である。片頭痛患者に出現した発熱と重度の頭痛では、初期には髄膜刺激症状をしばしば欠くので髄膜炎であるのか、発熱（上気道炎など）により誘発された片頭痛発作であるのか、症候学的には鑑別が困難なことがある。疑わしければ、髄液検査を実施して確認する。

文献
1) 竹島多賀夫, 佐久間研司, 中島健二. 【頭痛　機能的頭痛と器質的頭痛・急性頭痛と慢性頭痛】脳炎・髄膜炎による頭痛. Mebio. 2008; 25(4): 66-71.

Memo 08　脳静脈洞血栓症

　周産期の女性や経口避妊薬の服用者での発症が多く認められる。一部の静脈の狭窄・閉塞に伴う側副血行路が不十分な際に、脳圧亢進、脳浮腫、脳虚血や脳出血、くも膜下出血を来たす。頭蓋内圧亢進によると考えられる頭痛が初期に高頻度で認められる。脳圧亢進や血栓の程度により眼球運動障害（外転神経麻痺などによる）、意識障害や痙攣を伴うこともある。MR venography により造影剤を用いることなく診断が可能となったが、症例によっては血管撮影検査による画像診断が必要である。脳静脈洞血栓症は疑わなければ診断の難しい疾患である。若年者の脳血障害、新規発症の難治性頭痛性頭痛では鑑別疾患に挙げておきたい。

と、これ以外の二次性頭痛であっても、大部分を見出すことができるであろう。

文献
1) 竹島多賀夫, 中島健二. 神経症候のみかた：問診による頭痛の診断. 臨床医. 1998; 24(10): 2082-2089.

✓ 生理痛で頭が痛いのはきっと月経関連片頭痛です

　生理痛で、お腹だけではなく頭が痛いと思っている女性がたくさんいる。「それはきっと月経関連片頭痛です。市販の鎮痛薬をたまに飲むくらいなら構わないけれど、手放せなくなっているなら、一度、きちんと頭痛診断をして、最適な治療を検討するほうがQOLが改善します」。このメッセージを多くの女性と医療関係者に伝える必要がある。月経困難症や月経前症候群との関連や異同は学術的な議論として今後の重要な課題である。

文献
1) 稲垣美恵子．女性の頭痛．医学のあゆみ．2012; 243(13): 1263-1270.

Memo 09　月経関連片頭痛

　月経時の頭痛について、多くの患者や医師までもが、「生理痛で頭が痛くなる」と誤解している。大部分は月経関連片頭痛（menstrually-related migraine: MRM）であり、片頭痛として対処するほうが、QOLの改善が期待できる。また経口避妊薬により片頭痛が悪化することもあり、経口避妊薬誘発性月経時片頭痛（oral contraceptive-induced menstrual migraine: OCMM）として注目されている。前兆のない片頭痛の診断基準をみたす発作が、月経開始2日前から3日目までにのみ生じ、そのほかの時期には頭痛がないものを純粋月経時片頭痛、月経期に片頭痛が多いがほかの時期にもあるものを月経関連片頭痛とする。

　月経関連片頭痛は、前兆のない片頭痛で、閃輝暗点を伴うことは少ない。前兆のある片頭痛患者でも、月経期には前兆を伴わない発作をおこすことが多いのである。また、重度の発作が多く、持続時間が長い傾向があり、ときに72時間を越える発作もみられる。しばしば治療抵抗性で、再発もしやすい。トリプタンが有効であるが、ほかの発作より高用量が必要な場合がある。治療抵抗性の場合には、NSAIDsとの併用、あるいは、半減期の長いトリプタン（ナラトリプタン）やNSAIDsによる短期予防が有用なことがある。

Pearls 02　治療編

> » まずは片頭痛から治療する
> » 女性は妊娠するものと思って処方する
> » トリプタンをスマートに使う
> 　——早め早めにトリプタン、でも頭痛がはじまってから使う
> » 非経口トリプタンを自家薬篭中のものに
> » トリプタン＋ NSAIDs
> 　——ちょっと無節操な感じがするけれど、有効なコンビ
> » バルプロ酸を上手に使う
> » βブロッカーを使おう
> » 抗うつ薬をうつ病ではない患者に処方する
> » インドメタシンは、一味ちがう NSAIDs
> » 頭痛に胃薬

✔ まずは片頭痛から治療する

　診断編で「片頭痛か緊張型かと考えるより、片頭痛があるかどうかを見極めよ」と書いた。片頭痛があれば、日常生活に支障のある片頭痛から治療アプローチを考えるのが合理的である。片頭痛の発作には、トリプタンなど特異的治療薬を上手に使う。片頭痛発作が月に2回くらいでも、頭痛日数が月に15日くらいある例で、片頭痛以外の頭痛は緊張型頭痛と診断した場合でも、片頭痛の予防療法薬で、緊張型頭痛としていた頭痛も軽減してゆくことをよく経験する。アミトリプチリンなど片頭痛、緊張型頭痛両方に有効な予防薬から選択することもあるが、まずは片頭痛から治療してみるほうが選択肢の幅が広くなる。

> **Column 08　肥満、メタボリックシンドロームと片頭痛**
>
> メタボリックシンドローム（MetS）は肥満、とくに内臓脂肪の蓄積を伴う腹部肥満と、高血糖、インスリン抵抗性、脂質異常、血圧高値など、動脈硬化の代謝性危険因子が集積している病態である。MetSが心疾患や脳血管障害などの重大な危険因子として注目されているのは周知のとおりである。Guldikenらは MetS と片頭痛の関連を直接検討して報告している（2009年）。MetS 患者における片頭痛の有病率は、男性 11.9％、女性 22.5％で一般集団より高く、糖尿病、ウエスト長、BMI（body mass index）は片頭痛を有する群で有意に高かった。肥満により、片頭痛の慢性化が助長される。肥満対策が、片頭痛の慢性化予防に有用である可能性がある。
>
> 文献
> 1) 竹島多賀夫. メタボリックシンドローム治療による片頭痛の予防. BRAIN & NERVE. 2009; 61(10): 1143-1153.

✓ 女性は妊娠するものと思って処方する

　昔は、当直医の心得を先輩からいろいろ教わった。「女をみたら妊娠と思え」とよく言われた。頭痛外来には女性がたくさん受診する。中学生だと思っていたら、あっというまに結婚したりするし、授かり婚も多い時代。妊娠に関して絶対安全といえる薬剤はないが、ある程度のリスクのレベルの評価がある。

　妊娠可能な患者は、① 妊娠希望あり、② 妊娠の可能性あり、③ 妊娠の可能性を想定していない、④ まず妊娠の可能性なし、くらいの段階に分けて考える。妊娠希望がある場合は、可能なかぎり薬剤を減らし、生活指導を中心にすることも選択肢である。急性期治療薬はアセトアミノフェンが比較的安全である。トリプタンではスマトリプタンの使用経験が多いが、いずれのトリプタンもそれほどリスクは高くない。予防薬はインデラル®が使いやすい。そのほかの予防薬は添付文書やガイドラインに沿ってリスクとベネフィットのバランスを考慮して選択する。

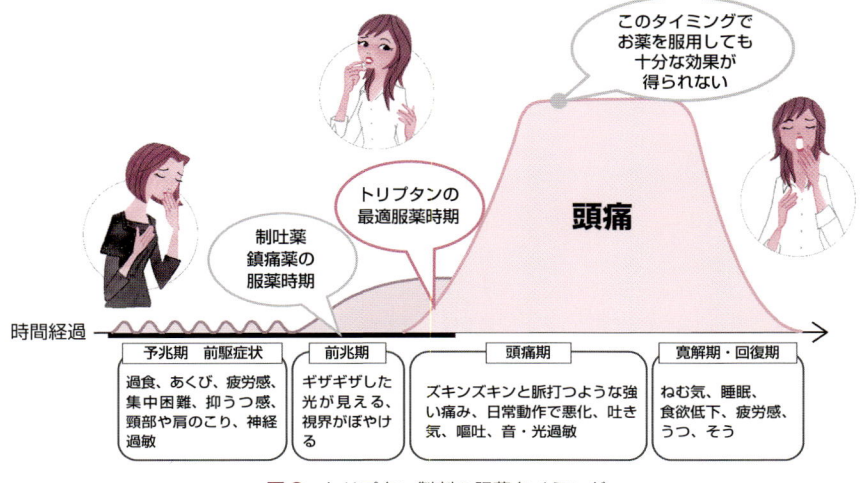

図3 トリプタン製剤の服薬タイミング

✓ トリプタンをスマートに使う
――早め早めにトリプタン、でも頭痛がはじまってから使う

　片頭痛診療の極意のひとつは、トリプタンの服薬タイミングの指導である。早期服薬、軽症時服薬が推奨されている（図3）。海外ではearly interventionとして概念が普及している。感作現象による異痛症（allodynia）が出現すると、トリプタンの効果が失われるという報告があり、異痛症出現前のトリプタン使用が推奨されている。ただ、早ければ早いほどよいというわけではなく、前兆期や予兆期にトリプタンを服用しても十分な効果が発揮できないことがプラセボ対照二重盲検試験で確認されている。頭痛がはじまって片頭痛だとわかったらなるべく早く服薬する、頭を振ってみて痛かったらトリプタンを内服するように指導するとよい。

✓ 非経口トリプタンを自家薬篭中のものに

　トリプタンは日本では5種類ある。スマトリプタンは経口錠以外に点鼻、皮下注射の剤形がある。皮下注射は患者が自ら使用する自己注射キットも使用可能で

ある。悪心や嘔吐が強いと、内服できない、あるいは内服してもすぐに嘔吐してしまい効果が得られない。吐かずにすんでも、消化管の動きが停滞していて、トリプタンが吸収されずに効果が得られないこともある。点鼻や皮下注射は、消化管を通さずに薬剤を体内にとりこみ、血流にのって三叉神経血管系に到達することができるのが最大のメリットである。わが国では、皮下注射の普及が遅れており、群発頭痛患者や重度片頭痛患者のごく一部しか、トリプタンの注射製剤の恩恵をうけていないのが現状である。なんでもかんでも、点鼻、注射を処方する必

Column 09　トリプタンブランドの差別化、使い分け

　トリプタンの差異について、メタアナリシスも行われている。いずれも有効な薬剤であるが、それぞれに特徴があり、患者の嗜好（preference）も異なっている。本邦でも使用経験が蓄積されており、エキスパートオピニオンとしてその使いわけが議論されている。スマトリプタンは第1世代のトリプタンで標準薬である。切れ味がよく有効性が高い。患者によっては、喉や頸部の締めつけ感が強く出ることがある。ゾルミトリプタンは第2世代の薬剤で、脂溶性が高いことが特徴である。中枢における抗片頭痛作用が利点として発揮される可能性がある。一方、めまいや眠気といった中枢性副作用の頻度がやや高い。エレトリプタンは本邦では 20 mg 錠が使用されている。副作用が少なく、多くの患者がいつとはなしに効いているといった感想を述べる。40 mg を使用すると有効率が高くなる。リザトリプタンは本邦では 10 mg 錠が承認されている。プロプラノロールとの併用により血中濃度が上昇するため併用できない。ほかのトリプタンでは2錠必要な患者において、1錠で治療できるケースが多いことがメリットのひとつである。ナラトリプタンは半減期が長いことが特徴で、再発が多い例や、月経関連片頭痛の治療に有用である。あるトリプタンが奏功しない場合にはほかのトリプタンを試みることも大切である。患者に何種類かのトリプタンを試させて、有効性や患者の嗜好にも配慮して薬剤選択をするのがよい。各トリプタンの評価には各々、少なくとも3発作を治療して判断することが望ましい。片頭痛の治療は、適切なアドバイスを与えながら患者に治療法を自ら選択させるのが最適な治療に到達するための近道である。

要はないが、いざとなれば処方できる体制と処方に必要な知識は修得しておくとよい。

✓ トリプタン＋ NSAIDs
——ちょっと無節操な感じがするけれど、有効なコンビ

　トリプタンと NSAIDs は作用点が異なる。ブランドの異なるトリプタンや、トリプタンとエルゴタミンは原則として併用ができないが、NSAIDs との併用には制約がない。専門医はよくこの処方をしている。海外ではスマトリプタンとナプロキセンの合剤が「Treximet®」の商品名で使用されている。トリプタンはセロトニン受容体に作用し、三叉神経血管系の神経原性炎症を抑制し、拡張した硬膜血管を正常な太さに収縮させると考えられている。NSAIDs はシクロオキシゲナーゼ（cox）を阻害して炎症を抑制する。作用点が異なるので、併用に意義がある。日常臨床では、比較的立ち上がりの早いトリプタンには、半減期の長いNSAIDs を併用することが多い（スマトリプタン＋ナイキサン®（ナプロキセン）、リザトリプタン＋ハイペン®（エドトラク））。逆に立ち上がりが比較的穏やかなナラトリプタンには、即効性の期待できる NSAIDs（ロキソプロフェン、ジクロフェナック）が好んで併用される[1]。

文献
1) 竹島多賀夫, 菊井祥二, 神吉理枝 他. 片頭痛急性期治療における naratriptan と loxoprofen 併用療法の有効性. 神経治療学. 2012; 29(4): 451-455.

✓ バルプロ酸を上手に使う

　バルプロン酸は GABA 系を賦活して、中枢神経系の興奮性を低下させることが主たる薬理作用と考えられている。抗てんかん薬として古くから使用されているし、双極性障害の治療にも使われている。わが国では 2011 年から、片頭痛にも保険適用が認可されている。てんかん治療におけるバルプロ酸は、negative な面が少なくない。高アンモニア血症、脳萎縮、催奇性、胎児毒性と枚挙にいとまがない。新規抗てんかん薬への切り替えを勧める意見の大合唱である。確かに高用量のバルプロ酸は多くの negative な面がある。バルプロ酸 1000 mg 以上、血

中濃度 80 µg/mL 以上では、催奇性、胎児毒性（3 歳時の IQ 低下など）が示されている。一方、1000 mg 以下、片頭痛で通常使用する 400〜600 mg であれば、ほかの抗てんかん薬と同程度のリスクである。バルプロ酸を使用する必要がなければ、飲まないに越したことはないが、必要とする女性は少なくない。妊娠を希望している女性にはバルプロ酸は原則として処方しないようにするか、バルプロ酸治療が不要になるまで避妊するよう指導する。妊娠の予定がない、妊娠する可能性は少ない女性には、催奇性、胎児毒性を説明した上で、徐放錠を 1000 mg 以下（通常 400〜600 mg）で使用し、ほかの抗てんかん薬を併用しなければ、万一妊娠してもリスクはそれほど高くない。また基礎体温などのチェックなどを行い、妊娠の可能性が出てきた場合はバルプロ酸を中止するようあらかじめ指導しておくとよい。400 µg 程度の葉酸補充が推奨されている[1]。

文献
1) 山根清美，荒木信夫，竹島多賀夫 他．バルプロ酸による片頭痛治療ガイドライン（暫定版）．日本頭痛学会誌．2012; 38(3): 269-274.

✓ βブロッカーを使おう

　βブロッカーはさまざまな種類があるが、プロプラノロール、メトプロロールは片頭痛の予防効果のエビデンスが揃っている。内因性交感神経刺激作用（ISA）があるβブロッカーは抗片頭痛効果が乏しいとされており、すべてのβブロッカーが効くわけではない。

　神経内科医はβブロッカーが嫌いである。高齢者の本態性振戦に処方して、心不全になったり、喘息を誘発したりと、嫌な思いをした経験が少なからずある。神経内科医は降圧剤としては、あまりβブロッカーを選択しない傾向がある。しかし、片頭痛にはかなり効果が期待できるので、使いこなせば強力なツールになる。妊娠中にも、比較的安全に使用できる。

文献
1) プロプラノロールによる片頭痛治療ガイドライン（暫定版）．日本頭痛学会誌．2013; 39(3)：297-302.

✓ 抗うつ薬をうつ病ではない患者に処方する

　三環系抗うつ薬、アミトリプチリンは、片頭痛、緊張型頭痛の予防にきわめて高いエビデンスがある。しかし、うつ病の患者に処方するのと同じ量を処方すると、ほとんどの頭痛患者は眠気と口渇で続けられない。経験豊富な精神科医は、うつ病患者に対して、アミトリプチリンを少量、30 mg 分 3 程度から処方して漸増するのだが、頭痛患者ではこの量でも耐えられないことが多い。10 mg 錠の半分、5 mg を眠前 1 回投与で開始し、眠気、口渇が強ければさらに半分にしてもよいと説明しておくと、なんとか飲める。そして予防効果をみながら、緩徐に漸増する。多くの症例で 20 mg 前後で効果が得られるが、不十分であれば、効果が発現するまで増量する。症例によっては 150 mg 程度までふやすこともある。高用量が必要な患者は、案外眠気などの副作用が少ないといわれている。アミトリプチリンは使いづらい薬剤だが、パワフルで難治性の頭痛の"最後の砦"的薬剤である。是非、使いこなせるようになっておきたい。

　選択的セロトニン再取込み阻害薬（Selective Serotonin Reuptake Inhibitor：SSRI）、セロトニン・ノルアドレナリン再取込み阻害薬（Serotonin & Norepinephrine Reuptake Inhibitor：SNRI）、ノルアドレナリン作動性・特異的セロトニン作動性抗うつ薬（Noradrenergic and Specific Serotonergic Antidepressant：NaSSA）など新しい抗うつ薬は、まだエビデンスは不十分であるが、一定の効果はありそうである。副作用も三環系抗うつ薬よりは少ない。SSRI、SNRI は制吐薬を併用しておくと、脱落が少なくなる。

✓ インドメタシンは、一味ちがう NSAIDs

　NSAIDs には多数のブランドがあり、サリチル酸系、プロピオン酸系、酢酸系、オキシカム系、塩基性、COX-2 阻害薬などの各々の特徴、利点や短所が成書に記載されている。アセトアミノフェン、イブプロフェンは単純鎮痛薬として、NSAIDs と分けて記載される場合もある。頭痛診療では、急性期治療薬として速効性を期待して使用するものと、予防的使用を主体とするもの、保険診療上の使用しやすさ、そしてこれまでの使用経験によって選択がなされている。アセトアミノフェン、ジクロフェナック、ロキソプロフェンは頭痛、片頭痛、緊張型頭痛の診断名で使用可能である。ほかの多くの NSAIDs は共存する頸肩腕症候群など

を、病名として追加記載する必要がある。アセトアミノフェンは頭痛発作時、500 mg 程度では効果不十分なことが多いが、1000 mg 使用すると一定の効果が期待できる。ジクロフェナック、ロキソプロフェンは軽症〜中等症の片頭痛、緊張型頭痛の急性期治療に有用である。ナイキサン、エトドラク、セレコキシブなどは、比較的半減期が長く、緩徐に鎮痛効果を発揮するので短期間の予防療法に適している。月経関連片頭痛における月経期のみの使用、一次性労作性頭痛の運動前、頭痛ダイアリーの記録などから推定しうる特定のイベントの前などに使用する。いずれの NSAIDs も一長一短で、患者あるいは医師の好みで選択されている面が多い印象があるが、インドメタシンだけは、頭痛の領域では特別な NSAIDs である。発作性片側頭痛や、持続性片側頭痛はインドメタシン反応性頭痛と称されており、インドメタシンが著効することが診断基準の項目に挙げられている[1),2)]。これらの頭痛はほかの NSAIDs では効果が不十分であるのが通例である。おそらくプロスタグランジンが関与していると思われるが、薬理作用やインドメタシンのみが著効する理由、メカニズムは不明である。そして、インドメタシン反応性頭痛以外でも、通常の NSAIDs の効きが悪いときに、インドメタシンを使用するエキスパートが多いのである。頓用であれ、予防的であれ、頭痛に対してインドメタシンを処方してあれば、その処方医はかなり頭痛にくわしいとみて間違いない。

文献

1) 日本頭痛学会 訳，国際頭痛分類．第 2 版 新訂増補日本語版，群発頭痛およびその他の三叉神経・自律神経性頭痛，医学書院，2007：26-31.
2) 石崎公郁子，竹島多賀夫，井尻珠美 他．Hemicrania continua の 1 例 本邦第 1 例．臨床神経学．2002; 42(8)：754-756.

✓ 頭痛に胃薬

　ドンペリドンやメトクロプラミドは、慢性胃炎治療薬として広く使用されているが、頭痛治療において重要な薬剤である。片頭痛の随伴症状として、悪心、嘔吐は頻度が高いので、これに対して制吐薬を使用することは理にかなっている。片頭痛発作時は、悪心、嘔吐がなくとも、消化管の運動が弱くなって、薬剤の吸収が悪くなる。したがって、消化管運動の改善を期待できるメトクロプラミドや

ドンペリドンは悪心や嘔吐がなくても、有用なのである。

　また、閃輝暗点などの前兆が出現したときに、ドンペリドンを投与するとその後の頭痛がおこらなかったという報告がある。弱いながらも、抗ドパミン作用による片頭痛の発作抑制が期待できるという静注試験の結果もある。

　実際、前兆時、予兆時のドンペリドン、メトクロプラミドの使用はメリットがあり、奏功率は高くないが頭痛の直前予防効果を発揮することがある。経験的にはおおむね30％程度の有効率である。その後に頭痛がおこっても、軽くすむことが多く、随伴症状の悪心・嘔吐を軽減し、トリプタンやNSAIDsの吸収遅延を抑えて奏功率を高める。

　さらに、制吐薬は乱用（過剰使用）しても、薬物乱用頭痛の原因にならない。

　　　　「ドンペリドン　10 mg　1錠、頓用、頭痛がおこりそうなとき」

　この処方は、調剤薬局から「"頭痛"で間違いありませんか？」と、ときどき照会が来る。最近は、処方箋の用法に、「悪心、頭痛がおこりそうなとき」と書くようにしている。

文献
1) 竹島多賀夫．私の処方　頭痛に胃薬 - 制吐薬を上手に使う．*Modern Physician*. 2011; 31(5): 655.

Pearls 03　実地診療・その他

» 食事や生活スタイルと頭痛の関係をみつめ直してみよう
» 頭痛ダイアリーを使い倒す
» 病状説明の極意、患者のニーズを把握する
» 話が終わらない患者の対処
» 頭痛治療の北風と太陽

✓ 食事や生活スタイルと頭痛の関係をみつめ直してみよう

　片頭痛の誘因を避けることは頭痛予防において重要である。赤ワイン、チーズ、チョコレート、柑橘類が古くから片頭痛を誘発するものとして有名である。しかしながら、本邦では赤ワイン以外の食品が実際に片頭痛の誘因となる患者は少ないとの意見が多い。頭痛を誘発する食品には個人差があるので、一律の食事指導は不適切で、各々の患者の誘因となっている場合にのみ、その食品を避けるように指導する。空腹、低血糖も片頭痛の誘因となることがあり、このような患者には食事を抜かないように指導する。鳥取県大山町における住民食事調査では片頭痛を有する者は、同地域の頭痛がない住民と比較して、魚の摂取量が少なく、油っこい食品を多くとっていた。このようなデータからもバランスのよい食事を規則的にとることが推奨される。片頭痛はストレスから解放されたとき、ほっとしたときにおこることも多く、休日は片頭痛発作で台無しになるという患者もいる。睡眠不足は片頭痛の誘因になるが、睡眠過多もしばしば頭痛を誘発する。休日にゆっくりと寝坊したときに頭痛がおこるような患者では、休日でも平日と同じ時間に起床するように指導するだけで休日の頭痛頻度が減少する。

　片頭痛の有病率と肥満はかならずしも相関しないが、片頭痛の慢性化には肥満が関与していることが示されている。ライフスタイルの改善と適正体重を維持することで、片頭痛の慢性化が予防できる可能性がある。

文献

1) Takeshima T, Ishizaki K, Fukuhara Y, et al. Population-based door-to-door survey of migraine in Japan: the Daisen study. Headache. 2004; 44(1): 8-19.

✓ 頭痛ダイアリーを使い倒す

　頭痛ダイアリーは、頭痛の経過、状況を記録するものである（ダイアリーの例は p.117 を参照）。わが国では、日本頭痛学会のホームページに掲載されているものが広く使用されているが、さまざまな観点から修正されたバージョンもあり、また、各医療機関が工夫して作成したもの、製薬メーカーが作成したものなどもある。海外で使用されているダイアリーは国際頭痛学会のホームページなどからも入手できる。また最近は携帯電話やスマートフォンのアプリとして記録できるものも開発されている。

　どのダイアリーを用いるかはドクターと患者の好みで決めているのが現状であるが、1か月ないし数か月の状況が一覧できることを主眼にしたものと、1、2週の期間の毎日の経時的状況を詳細に記録することを目的にしたものなどがある。頭痛診断は患者のすべてのタイプの頭痛を個々に診断し、列記する必要がある。問診だけでは見逃していた第2、第3の頭痛を、ダイアリーを用いれば発見できる。

　片頭痛患者のダイアリーで、軽度の頭痛が服薬せずに軽減しているものがところどころにあるケースは、大部分が緊張型頭痛の合併である。片頭痛の頻発、重積、慢性化と思っていたら、ダイアリーをみると群発頭痛の合併がわかるケースもある。

　生活のリズムと頭痛の発生を検討するには、比較的長期間を一覧できるタイプが効果的である。服薬タイミングの指導の検討には、1日のうちの頭痛経過が詳細に記録できるものがよい。食品や生活習慣（運動、外出など）による誘発を検討する際には、備考欄、メモ欄に食事内容や行動を記録してみると、明確になることがある。また、記載することで、患者自身にさまざまな気づき、発見があるものである。

　頭痛診療にダイアリーは必須である。血圧や血糖値のように頭痛の程度が、診察時の測定で判定できる方法が開発されれば、ダイアリーなしでも頭痛診療ができるかもしれないが、その日はそう簡単には来ないだろう。頭痛ダイアリーなし

で頭痛診療をすることは、血圧測定せずに降圧薬を調整したり、血糖値やグリコヘモグロビン値をみずに糖尿病の治療をするに等しい暴挙であると思う。

　ダイアリーをつけない患者、忘れましたという患者は多い。毎日つけてもらうのがベストだが、1週間分をまとめてつけてもよい。あるいは、急性期治療薬を服薬した日を手帳やカレンダーにつけておくだけでもよい。極端なことをいえば、病院に来て、待ち合い室で診察を待っている間に前回受診以降の状況を思い出してつけても、かまわない。診察室に入ってから、頭痛の経過を思い出しながら診察を受けてもらうより、診察室に入る前に整理しておいてもらったほうが、限られた診察時間を、治療方法や服薬の工夫、生活の指導など有意義に使えるのである。

　いくら頭痛ダイアリーの重要性を説明しても、まったく書いてくれない患者がいる。調子がよいのでつけていない、頭痛がまったくなかったのでつけていなかったというのは、それはそれでもよいし、記録として残すという意味で、日付だけ入れた真っ白なダイアリーをカルテに保管しておくのもよい。

　頭痛がよくならない、毎日のようにひどい頭痛があると訴えるのにダイアリーをまったくつけない患者は、対応に工夫が必要である。実際には頭痛がそれほどひどくなくてQOL阻害が軽度のケース、いわゆる"needs to suffer"で調子が悪いといって病院に通うことが重要な患者、有名な頭痛外来にかかっていることがステータスだと思っている患者、セルフマネージメントが極端に苦手で記録をつけることが困難な患者たちなどが挙げられる。このような患者でも、自宅のカレンダーに頭痛があった日は日付の数字に○をつける、薬を飲んだら薬の頭文字か記号で日付の下に印をつけるよう指導すると、継続できる場合がある。あるいは、急性期治療薬の残り錠数を数えて来るよう指導して、およその服薬量の情報を得るだけでもかなり有用である。

　ともかく、頭痛ダイアリーは重要な一次資料であり、頭痛ダイアリーをいかに使いこなすかが、頭痛診療の成否のキーポイントといえる。

病状説明の極意、患者のニーズを把握する

　患者が何を心配し、何を求めているのかを理解して、できれば患者が求めているものを与えれば患者の満足度は向上する。頭痛を主訴に病院に来る患者のニーズはさまざまであるが、おおよそ、以下の3種類に集約できる。

1) 頭痛が頭蓋内器質疾患、重篤な脳疾患の徴候ではないかという不安、すなわち精査希望
2) 頭痛が辛いので何とかしてほしい、すなわち治療希望
3) 以前から頭痛をくり返していて、何度も検査も受けて異常がないのはわかっているけれど、自分がなぜこのような目にあっているのか、その理由が知りたい、すなわち頭痛がおこるメカニズムの説明希望

　家族や友人、会社の上司に勧められて受診するのも1) に入れてよいと思われる。どこに行ってもただの片頭痛、心配ないと言われるが、何も異常がないのに何でこんなに辛い痛みがおこるのか理解できないという患者も少なくない。「片頭痛」ではなく「前兆のない片頭痛」、「典型的前兆に片頭痛を伴うもの」など、くわしい頭痛名を、『国際頭痛分類』の一覧をみせて説明するのも効果的である。患者の理解度によって、「片頭痛の痛みは、脳の表面の血管と神経に炎症がおこってズキズキした痛みが出る」、「脳の硬膜にある血管周囲の三叉神経からCGRPというペプチドが過剰に放出されて、血管と神経の神経原性炎症が拡大するのが片頭痛発作」といった説明をする。患者がもっている知識に追加する情報を理解できる範囲で加えて説明するのがよい。専門的すぎると結局患者は理解できないので、満足度は上がらない。フォローしていく中で、少しずつ新しい情報を順次伝えるとよい。すべてを説明する時間はなかなかとれないので、解説のリーフレットや頭痛を解説した書籍を紹介するのもよい。患者向けの勉強会、講演会なども有意義である。

Column 10　頭痛診断のための問診のポイント

　一次性頭痛の診断は、ほぼ問診で診断できる。二次性頭痛の可能性を推定または否定するために神経学的診察は必須であるが、一次性頭痛の診断基準にある「その他の疾患によらない」の項目を確認するということである。片頭痛診断のポイントは、頭痛による生活の支障があること、日常的な動作（階段昇降など）によって頭痛が悪化すること、悪心、嘔吐などの消化器症状、光や音に対する過敏症状などである。頭痛患者の問診のポイント（コツ）をまとめてみた。

1）「これまでにも同じような頭痛がありましたか」

　頭痛を訴える患者に最初に聞くべき質問で、「Yes」なら一次性頭痛の可能性が高く、「No、こんな頭痛ははじめて」であれば、二次性頭痛の可能性を検索する。突発完成型の頭痛はくも膜下出血、熱や項部のこわばりがあれば髄膜炎、高齢者で側頭部の強い痛みなら側頭動脈炎（巨細胞性血管炎）を考える。ちなみに、この3疾患を考えて検査をすれば、ほかの多くの二次性頭痛も検索の過程でみつけることができる。眼痛、眼窩痛は緑内障などの眼科疾患の除外も必要である。神経内科、脳外科、頭痛外来であれば、さらに、椎骨動脈解離、静脈洞血栓症の可能性も考慮すれば、二次性頭痛をほぼ網羅できるであろう。

2）「月に何日くらい頭痛がありますか」

　頭痛日数の確認は重要である。月に15日以上頭痛がある場合は連日性頭痛で、急性期治療薬のみではなく、予防薬の使用を考慮する必要がある。患者は重度の頭痛のことしか話さない傾向があるので、患者が答えに迷っている場合は逆の質問、すなわち「1か月のうち、まったく頭痛のない日は何日くらいありますか？　頭痛のない日は、15日よりも多いですか、少ないですか？」といった聞き方もよい。

3）「頭痛のときは、じっとしていますか？　体操でもしたほうが楽になりますか？」

　片頭痛の重要な特徴は、動作による悪化である。動きたくない頭痛は片頭痛の可能性が高い。なお、髄膜炎は頭を振ると頭痛がかなり増悪する。重度の片頭痛は、脳硬膜に神経原性炎症がおこっており、同様に頭

部の振盪で頭痛が増強する。動いたほうがいいという場合は緊張型で、あまりにも激しい痛みのためにじっとしていられないのは群発頭痛である。入浴でも片頭痛は悪化し、緊張型は軽減することが多い。

4)「頭痛薬を飲む日は、1か月に何日くらいですか」

鎮痛薬やトリプタンなどの服薬日数を聞いておく。市販の頭痛薬も含めるが、Ca拮抗薬など予防薬は含めない。急性期治療薬の過剰使用は薬物乱用頭痛をひきおこす。薬物乱用頭痛の発症は、服薬回数や総薬剤量よりも、服薬日数に相関する。おおむね月に10日以上の服薬で惹起される可能性がある。頭痛日数と服薬日数は、慢性片頭痛、薬物乱用頭痛の発見に重要なポイントである。

5)「今日病院に来られたのは、頭痛の治療をご希望ですか？ あるいは、頭痛の原因を調べる検査をご希望ですか？」

頭痛患者の受診理由はさまざまであるが、おおむね以下の3つに集約される。すなわち、① 検査希望（二次性頭痛の否定）、② 頭痛の治療、③ 頭痛の診断と病態の説明の希望。

患者のニーズにていねいに応えてやれば、その後の治療がスムーズに運ぶ。治療希望が強いのは、支障度が高いことの表れで、一次性頭痛のなかでは、片頭痛や群発頭痛の可能性が高い。一方、治療は希望せず、検査のみを希望する患者は緊張型頭痛に多い。

頭痛の種類の見当がつけば、それぞれの診断基準の項目を確認して、診断が確定することができる。

✓ 話が終わらない患者の対処

頭痛診療のなかで、患者の訴えを傾聴することは重要である。一見、無関係な世間話に思える内容でも、患者の家庭や社会的背景に関する重要な情報が得られることがある。頭痛診療のトレーニングの段階では、一人の患者の話を1時間でも、2時間でも十分な時間をかけて根ほり葉ほり聞くのは有意義である。筆者は大学院生のころ、入院で受け持った頭痛患者の話を毎日のように聞いていた。患者の頭痛体験やどのように感じているかを、患者さんの言葉で語ってもらうこと

で、多くのことが学べる。頭痛外来を立ち上げた直後など、患者数が多くない時期になるべく多くの時間をかけて、たくさんの頭痛患者の話を傾聴するのは、無駄な時間のようにみえて貴重な経験になるであろう（Column 04 問診 ONE-UP 参照）。

　しかしながら、忙しい外来で無制限に患者の世間話を聞いていると、診察時間が足りなくなる。初診では、患者が一番困っている頭痛と、緊急性の高い二次性頭痛を見逃さないことをポイントに問診する。患者さんが、いろいろ話しはじめたら、時計を確認して、5分あるいは8分程度の時間を区切って傾聴する。時間がきたら、頭痛診断に必要な質問をいくつか追加する。質問に答えず自分勝手に話す患者はうなずきながら、「重要なことなのでもう一度伺いますが」と前置きして再質問する。世間話はうなずきながら、「それでは神経内科の診察をしましょう」と言って、話しながら、神経所見をとりはじめるのもひとつのやり方である。決めた時間が経過して、診断のために必要な情報は十分に聞き出せたと判断できれば、頭痛診断と投薬の説明をして、「今日の診察はこれで終わります。頭痛の記録をつけていただくととても参考になります。いろいろなお話を伺いたいのですが、ほかの患者さんも待っておられますので、続きは次回の診察時に伺います」といって、診察を終了する。それでも、席を立たない患者、話し続ける患者は、看護師や医療クラークに合図をして、退室をうながさせるようにする。

✓ 頭痛治療の北風と太陽

　薬物乱用頭痛で、なかなか乱用薬物の中止ができない患者が多くいる。厳しく叱る医師、優しく諭す医師、クールに見守る医師、さまざまな対応がある。

　急性期治療薬の乱用を厳しく叱責され、このまま続けると健康を著しく損なうと強く警告されることで、薬物からの離脱を決意し、やめることができる患者もいるが、一方で、薬剤を中止できない自分自身を責め、落ち込んでいく患者、医師に反発して治療継続を放棄してしまう患者もいる。薬物乱用頭痛のメカニズムをわかりやすく説明し、乱用を続けることは健康管理上好ましくないことを説明され、離脱を決断し、頑張って離脱できたことを医師から褒められて、治療を継続している患者もいる。一方で、優しく言われただけでは、深刻な事態とは受け止めることができず、ズルズルと乱用を続けている患者もいる。イソップ寓話の『北風と太陽』に例えて、前者を北風方式、後者を太陽方式と表現してもよいだ

ろう。筆者は太陽方式の対応を好むが、患者によっては北風のほうが治療効果が上がる場合もあるだろう。患者のキャラクターや事情を見極めて使い分けることができれば理想的であるが、その患者と相性がよさそうなほかのドクターに紹介してもよいと思う。

　また、薬物乱用頭痛であることは告げても、連用することで頭痛がそれなりに落ち着いているならそれでよいと、クールに急性期治療薬の処方を続ける医師もいる。頭痛に関する知識が十分にあってこの選択をする医師、知識はかならずしも十分あるわけではないが、経験的な判断でこのような対応をする医師もいる。この対応をすると患者は、乱用からの離脱は困難であるが自分を責めることもなく、誰かを恨むわけでもなく平穏にすごせる。薬物乱用頭痛が疑われる患者に最初からこの対応をすることは好ましくないが、難治例やドクターショッピングをくり返す患者では、腎機能、肝機能などのマーカーに注意を払いながら、クールに経過をみることも、正統な頭痛医療の選択肢のひとつであると思う。

Chapter 3

Q and A

Q and A 01　片頭痛の病態

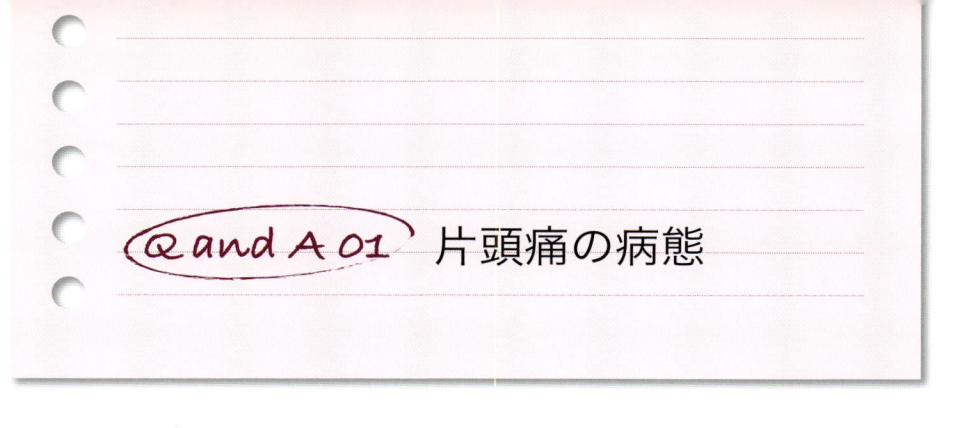

Question　古典的な片頭痛病態仮説——血管説とセロトニン説とは？

　古くは、片頭痛は脳血管の収縮による一過性の脳虚血とその後の反応性の血管拡張がその病態と理解されていた。脳血管が収縮し、脳梗塞には至らない程度の脳虚血がおこり、このときに閃輝暗点や、感覚障害、失語性言語障害などの神経症状が前兆として出現し、その後の血管拡張により拍動性の痛みが出現するという考え方である。現在では大幅に修正がなされているが、片頭痛の病態研究の発展の上で重要な病態仮説である。

　片頭痛にセロトニンが関与していることは 1960 年代から知られていた。片頭痛発作中はセロトニンの代謝産物 5-HIAA（5-hydroxyindol acetic acid）の尿中排泄が増加し、血中のセロトニンレベルは低下しており、セロトニン放出作用のあるレセルピンの注射により片頭痛様の発作が誘発され、片頭痛発作時にはセロトニンを投与すると頭痛が軽快することが示されている。セロトニンは血管収縮作用があり、血小板に貯蔵されている。なんらかの刺激により血小板からセロトニンが放出されると、そのセロトニンが血小板を刺激して、セロトニン放出の連鎖反応を惹起する。その結果、血中のセロトニン濃度が急激に上昇し、血管収縮をひきおこして片頭痛の前兆がおこる。正常では、セロトニンは血小板に再度取り込まれるが、放出反応に傾いて再取り込みされないと血中のセロトニンが代謝され、5-HIAA として尿中に排泄される。この反応が急速に進み、相対的にセロトニン濃度が低下して血管拡張をきたし、拍動性頭痛がおこるとする解釈である。血管の収縮と拡張に主眼をおいた場合を片頭痛の「血管説」、セロトニンの役割を強調したものを「セロトニン説」という。

　また、血小板の役割を重視した立場からは片頭痛の「血小板説」とよばれることもある。血小板からのセロトニン放出因子は、セロトニンのほかにコラーゲン、ADP、エピネフリン、レセルピン、遊離脂肪酸などが知られており、これらの物

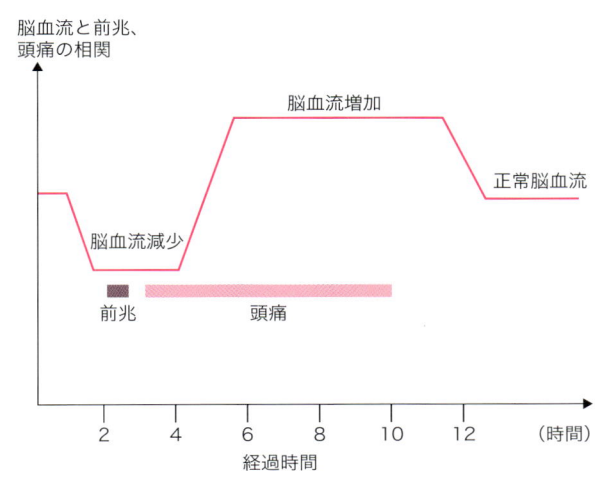

図4 片頭痛発作と脳血流
[Olesen J, Friberg L, Olsen TS, et al. Timing and topography of cerebral blood flow, aura, and headache during migraine attacks. *Ann Neurol*. 1990; 28(6): 791-798, p.794 の図].

質の変動が片頭痛発作のトリガーになると考えられている。しかしながら、現在では、片頭痛で観察される程度のセロトニン濃度の変化では血管収縮はほとんどおこらないので片頭痛発作の副次的な随伴現象にすぎないとされている。また、脳血流の検討では、前兆期に脳血流は減少し、頭痛期には脳血流が増加していることが示されているが、血管が収縮していると考えられる脳血流減少期から頭痛がおこっていることが明らかとなっており（**図4**）、頭痛の原因を単純な血管拡張のみに求めることに反対する見解が多数示されている。現在では、古典的な血管説、セロトニン説は片頭痛の病態の真実の一部を切り取っているが、全貌を明確に説明できるものではないと解釈されている。

文献
1) Tfelt-Hansen PC. History of migraine with aura and cortical spreading depression from 1941 and onwards. *Cephalalgia*. 2010; 30(7): 780-792.

> **Memo 10** PAG（periaqueductal gray matter）と視床下部
>
> 　片頭痛の発生に関連した脳の部位として、PAGと視床下部が注目されている。
> 　片頭痛発作時のPET研究でPAGが関与している報告や、高磁場MRI画像検査により、片頭痛患者ではPAGの鉄代謝が選択的かつ持続的に障害されていることが示されている。とくにPAGは縫線核の延髄セロトニン含有細胞に線維を投射しており、強力な下行性疼痛制御系であり、PAGの機能異常が片頭痛の本態ではないかとの仮説が注目されている。
> 　視床下部は自律神経の中枢であり、片頭痛の病態への関与を示唆するデータが多数示されている。オレキシンは視床下部の神経細胞にある神経ペプチドでその受容体はPAG、青斑核、縫線核などに分布し、脳幹・視床下部のモノアミン神経系に投射して興奮性の影響をおよぼしており、睡眠・覚醒の調節を司っている。片頭痛患者では血中のオレキシンが低下している。以前、筆者らは、下垂体ホルモンの反応、心拍、血圧の概日リズムの指標などから、視床下部や視索上核の機能障害を推定する報告をしている。

Question 片頭痛の三叉神経血管説（Trigemino-vascular theory）とは？

　三叉神経と頭蓋内血管、とくに硬膜血管とその周囲の三叉神経終末の神経原性炎症を重視した学説である。なんらかの刺激により血管周囲の三叉神経が活性化されCGRP（calcitonin gene related protein）やサブスタンスPなどの血管作働性ペプタイドが放出され肥満細胞の脱顆粒、血漿蛋白の血管外への漏出と血管拡張がおこる。神経原性炎症は三叉神経を刺激して、神経興奮の順行性伝導は中枢に伝達され頭痛として感じられる。神経興奮は逆行性にも伝導して、ほかの部位の三叉神経を活性化しCGRPなどを放出することにより神経原性炎症が拡大してゆく。順行性の興奮伝導は、脳幹の三叉神経核を活性化させ、悪心、嘔吐などの自律神経症状を発現され、視床から大脳皮質に伝達されて痛みとして認知される。この過程で、末梢の三叉神経が感作され順行性にも逆行性にも過剰な信号を

伝達する現象が末梢性感作である。さらに三叉神経核や視床における中枢感作が成立すると、硬膜血管の拍動が、三叉神経から脳幹、視床の神経経路を介して激しい拍動痛や持続痛として認知される。片頭痛治療薬スマトリプタンは頭蓋内血管平滑筋にある 5-HT$_{1B}$ 受容体刺激により脳血管を正常な太さに収縮させて拍動痛を軽減し、感覚神経線維に存在する 5-HT$_{1D}$ 受容体刺激により、神経ペプチドの放出を抑制し神経原性炎症を鎮めることで片頭痛の発作頓挫に効果を発揮すると理解されている。三叉神経血管説によりスマトリプタンの作用機序を明快に説明することができる（p.120）。

Question 皮質拡延性抑制（cortical spreading depression: CSD）とは？

CSD は 1940 年代に動物モデルで観察された現象で、種々の刺激により惹起さ

Memo 11　片頭痛の共存症

片頭痛には種々の共存症がある。最近注目されている共存疾患を表に示した。共存症には、偶発的な共存、因果関係のある疾病、共通のリスク要因や脳の病態がある疾患などが想定されている。偶発的な共存症でも、高血圧のように有病率が高い疾患は治療戦略を考える上で重要である。うつやパニック障害はセロトニンの異常が共通のリスク要因となると捉えられている。

BRAIN & NERVE. 2009; 61(10): 1143-1153.

表　片頭痛の共存疾患

高血圧
卵円孔開存
起立性調節障害
Raynaud 現象
Livedo Reticularis
脳血管障害
うつ病、躁病
パニック障害、不安障害
てんかん
喘息、アレルギー性疾患
肥満
本態性振戦
レストレスレッグ症候群
Preeclampsia
Collagen vascular disease
抗リン脂質症候群
Ehler Danlos

文献
1) 竹島多賀夫. メタボリックシンドローム治療による片頭痛の予防.

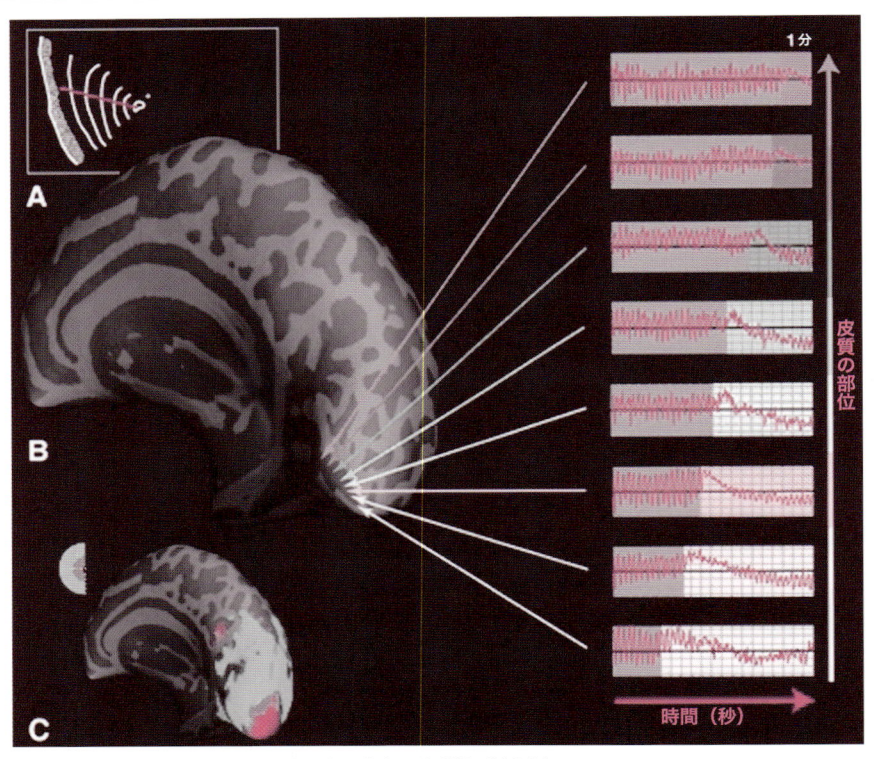

図5　fMRI（機能画像）による片頭痛発作中の皮質拡延性抑制
(A) 患者が記載した 20 分間の閃輝暗点の進展。小さな x は凝視点。
(B) 視野に対応する後頭葉の後極から前方へ BOLD 信号の変化が進展してゆく。
(C) 発作間欠期に得た、後頭葉視覚野と網膜上視野との対応関係。
[Schott GD. Exploring the visual hallucinations of migraine aura: the tacit contribution of illustration. *Brain*. 2007; 130(6): 1690-1703，Fig 8（p.1698）]

れる一過性の神経興奮とその後の活動抑制が大脳皮質を拡延するというものである（Leão）。

　動物モデルでは皮質の物理的刺激、K^+イオンなど化学的刺激で惹起される。拡延速度は約 3 mm/分で、活動抑制は 1〜3 分続く。片頭痛の閃輝暗点は後頭葉視覚野でおこった CSD と考えられてきた。fMRI を用いて、片頭痛患者の脳で実際に閃輝暗点の際に CSD が発生していることが示されている（図5）。

Question 片頭痛に関連する遺伝子にはどのようなものがあるか？

　神経科学、分子生物学のテクノロジーの進歩により、頭痛性疾患の遺伝子レベルの病態解明がはじまっている。家族性片麻痺性片頭痛（FHM）では3種類の原因遺伝子の異常が同定されている。CACNA1AはFHM1の原因遺伝子でP/Q型電位依存性カルシウムチャネルのサブユニットをコードしている。FHM2の原因遺伝子としてATP1A2（ATP依存性ナトリウム/カリウムポンプ）が、FHM3ではSCN1A（電位依存性ナトリウムチャネル）の異常が同定されている。いずれも、イオンチャネルをコードする遺伝子であり、イオンチャネルの異常により神経細胞やグリアの興奮性が変化するのではないかと考えられている。このほか、片頭痛を合併する遺伝性疾患としてCADASIL（cerebral autosomal dominant arteriopathy with subcortical infarcts and leukoencephalopathy）、RVCL（retinal vasculopathy with cerebral leukodystrophy）、遺伝性出血性毛細血管拡張症（hereditary haemorrhagic telangiectasia: HHT）、ミトコンドリア病（mitochondrial myopathy, encephalopathy, lactic acidosis and stroke-like episodes: MELAS、myoclonic epilepsy associated with ragged-red fibers: MERRF）などがある。

Question 片頭痛で肩こりや頸部痛がおこるのはなぜか？

　片頭痛発作の前や発作中に肩や頸部の痛み、こりが出現する患者がいる、これは、三叉神経頸髄複合体（trigemino-cervical complex）により三叉神経系の活性化、感作が、上部頸髄神経の痛みとして認知されるためと説明されている。シェーマは頸髄のC_2のレベルで三叉神経系（硬膜、皮膚）と頸部（筋、関節、皮膚）の侵害受容性入力が同じ二次ニューロンを介していることを示す（図6）。片頭痛の病態において、とくに重要な後頭神経（GON）と、脳硬膜由来の痛覚線維を灰色で示している。

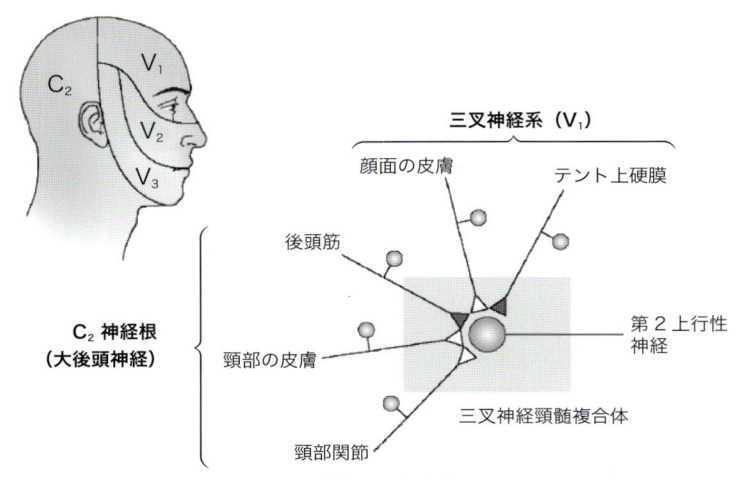

図6 三叉神経頸髄複合体のシェーマ
[Bartsch T, Goadsby PJ. The trigeminocervical complex and migraine: current concepts and synthesis. *Curr Pain Headache Rep.* 2003; 7(5): 371-376, Fig 1 (p.373)]

Column 11　芥川龍之介　歯車

芥川龍之介の小説「歯車」には下記のような記述がある[1]。

「レエン・コオトを着た男は僕のT君と別れる時にはいつかそこにいなくなっていた。僕は省線電車の或停車場からやはり鞄をぶら下げたまま、或ホテルへ歩いて行った。往来の両側に立っているのは大抵大きいビルディングだった。僕はそこを歩いているうちにふと松林を思い出した。のみならず僕の視野のうちに妙なものを見つけ出した。妙なものを？──と云うのは絶えずまわっている半透明の歯車だった。僕はこう云う経験を前にも何度か持ち合せていた。歯車は次第に数を殖やし、半ば僕の視野を塞(ふさ)いでしまう、が、それも長いことではない、暫らくの後には消え失せる代りに今度は頭痛を感じはじめる、──それはいつも同じことだった。眼科の医者はこの錯覚（？）の為に度々僕に節煙を命じた。しかしこう云う歯車は僕の煙草に親(した)しまない二十(はたち)前にも見えないことはなかった。僕は又はじまったなと

思い、左の目の視力をためす為に片手に右の目を塞いで見た。左の目は果して何ともなかった。しかし右の目の瞼(まぶた)の裏には歯車が幾つもまわっていた。僕は右側のビルディングの次第に消えてしまうのを見ながら、せっせと往来を歩いて行った。」

「僕の右の目はもう一度半透明の歯車を感じ出した。歯車はやはりまわりながら、次第に数を殖やして行った。僕は頭痛のはじまることを恐れ、枕もとに本を置いたまま、〇・八グラムのヴェロナアルを嚥(の)み、とにかくぐっすり眠ることにした。」

この小説の一節が、医師国家試験に出題されたので、頭痛学会や神経学会で話題になった。出題者を推測できるが、確証があるわけではない。前兆のある片頭痛の閃輝暗点の一種と思われる。右目だけに出現し、左目には出てないので、網膜片頭痛の診断が妥当かもしれないが、多くの患者は右視野と右目の閃輝暗点を混同して訴えるので、いずれであるかは前向きに確認する必要がある。

節煙で片頭痛発作が減るかどうかは定かでない。調べたところ、ヴェロナアルはバルビタール製剤のようである。最近は片頭痛にバルビタールを処方することは皆無になったが、重度の頭痛発作は眠らせて治療するという方法は現在でも通用する。閃輝暗点が前景に出ると、眼科を受診するのも現在もかわらないようである。眼科から多くの閃輝暗点を伴う片頭痛の患者さんを紹介いただいている。

文献
1) 芥川龍之介. 歯車. 青空文庫 <http://www.aozora.gr.jp/cards/000879/card42377.html>. 2014年6月現在.

Column 12　アートと片頭痛——Headache art（頭痛と芸術）

歴史上の偉人や芸術家のなかで片頭痛であったといわれている人物は少なくない。ピカソやゴッホ、キリコは片頭痛に悩んでいたが、片頭痛前兆の閃輝暗点が芸術的インスピレーションをもたらした可能性も指摘されている。不思議の国のアリスの作者、ルイスキャロルも片頭痛もちであったとの説がある。主人公のアリスの体が大きくなったり小さくなったりする場面があるが、片頭痛の患者はときに、自分の体の一部あるいは全体が大きくなったり、縮小したりする感覚を経験している。これを「不思議の国のアリス症候群」と称する。

　頭痛発作時の内的な体験や、つらい状況を絵画として表現されたものも多くある。米国頭痛協会のホームページに頭痛患者による絵画が多数収蔵されている（http://www.achenet.org/ache_art_gallery/）。

文献
1) 竹島多賀夫, 房安恵美, 古和久典他. 片頭痛の精神症状. 神経内科. 2005; 63(6): 499-509.

Q and A 02　緊張型頭痛

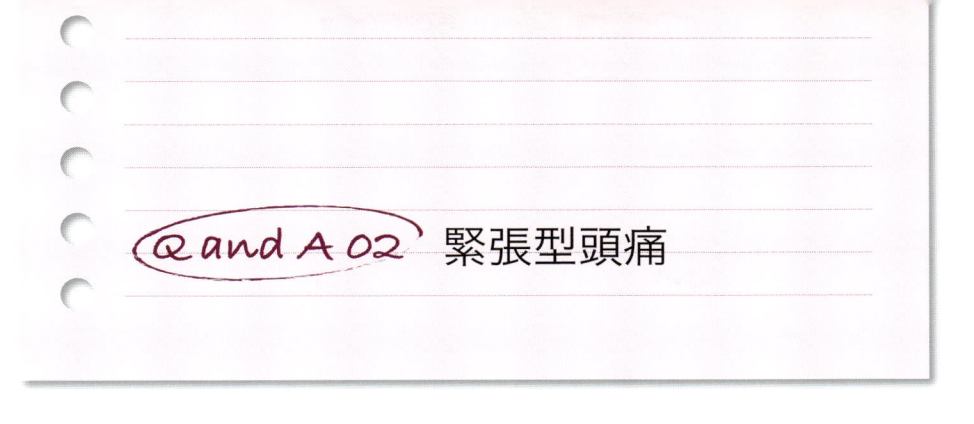

Question　緊張型頭痛のメカニズムと治療を教えて下さい

　緊張型頭痛は一次性頭痛のなかでもっとも一般的なタイプの頭痛である。一般集団における年間有病率は約20〜30％、生涯有病率は30〜78％とされている。頭痛は数十分〜数日間持続し、両側性のことが多く、圧迫感または締めつけ感が主体である。軽度〜中等度の痛みで、日常的な動作により頭痛が増悪しない。頭痛の頻度（頭痛日数）により、稀発反復性、頻発反復性、慢性に分類する。稀発反復性緊張型頭痛は、身体的あるいは精神的ストレスに対する反応として誰にでもおこりうる現象である。通常治療介入は不要で、必要があれば鎮痛薬が有効である。一方、慢性緊張型頭痛は生活の質（QOL）を大きく低下させ、高度の障害をひきおこす深刻な疾患であり、神経生物学的な異常を伴う病態が存在する。

　稀発性緊張型頭痛は通常、治療の対象とならない。頭痛が強ければ、鎮痛薬を頓用で処方する。頻発反復性緊張型頭痛で、頭痛の持続時間が数時間以上あれば、鎮痛薬やNSAIDsを使用する。ベンゾジアゼピン系薬剤の連用は避けるほうがよいが、頓用でNSAIDsと併用すると効果が高まる。反復性でも頭痛日数が月に10日以上ある場合や慢性緊張型頭痛では、予防療法が必要である。三環系抗うつ薬、アミトリプチリン（トリプタノール®）の有効性には良質のエビデンスがある。ただし認容性が悪く、口渇、眠気、脱力などがおこりやすいので、少量から開始し、ゆっくり漸増する。SSRI（パロキセチン［パキシル®］、セルトラリン［ジェイゾロフト®］）、SNRI（ミルナシプラン［トレドミン®］、デュロキセチン［サインバルタ®］）、NaSSA（ミルタザピン［レメロン®］）など新しい抗うつ薬は、忍容性にすぐれており三環系抗うつ薬の代替として使用されているが、有効性のエビデンスはまだ不十分である。

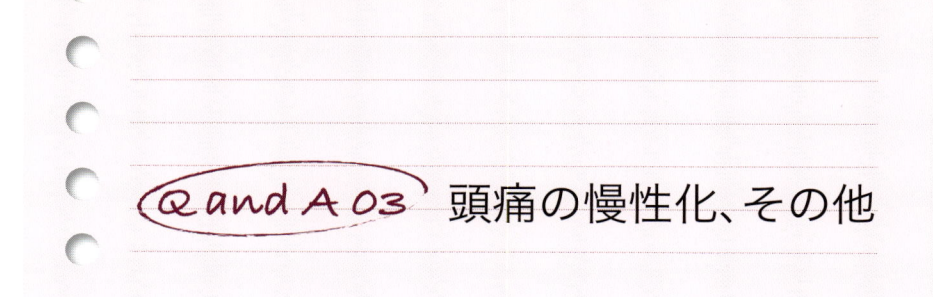

Q and A 03　頭痛の慢性化、その他

Question　片頭痛の慢性化と慢性連日性頭痛について最近の考え方を教えて下さい

　片頭痛は、反復性に頭痛発作をくり返す慢性脳疾患であるが、急性期頭痛治療薬の過剰使用（乱用）によりしばしば連日性の頭痛がおこるようになる。3か月以上の期間、頭痛が月に15日以上あれば慢性連日性頭痛として取り扱っている。名称や概念には諸説あるが、研究が進んで、ずいぶん整理されてきた。米国では慢性連日性頭痛（chronic daily headache: CDH）と、この下位分類として変容性片頭痛（transformed migraine: TM）、これに薬物乱用を伴うものと、伴わないものに細分類する考え方が主流であった[1]。慢性片頭痛（chronic migraine: CM）もTMとほぼ同義に使用されてきた。このほか、慢性緊張型頭痛、新規発症持続性連日性頭痛、持続性片側頭痛がCDHの下位分類に記載されている。一方、欧州では薬物の過剰使用があれば、薬物乱用頭痛（medication overuse headache: MOH）とし、薬物乱用のない場合にのみCMとして扱う立場で、『国際頭痛分類と診断基準　第2版』（ICHD-2）の本則はこの方針で構成されている[2]。薬物乱用を伴わない純粋なCMは比較的まれな疾患である。MOHは、鎮痛薬、トリプタン、エルゴタミンなど急性期治療薬の乱用の結果、二次的に新規の頭痛を発症したとの考えから二次性頭痛に分類されている。慢性連日性頭痛とICHD-2病名の関係を**表13**に示した。

　ICHD-3 β ではCM、MOHの診断基準が若干変更されたが、CDHとの基本的な関係は同様である。

　反復性の片頭痛から、慢性片頭痛や薬物乱用頭痛に進展する現象は、片頭痛の慢性化（chronification）として注目されさまざまな観点から検討されている。慢性化のリスク要因には医療介入できない因子として、女性、社会的経済的階層（低い教育歴と低収入）、婚姻状態（未婚）、頸部または頭部外傷の既往などがあ

表13 慢性連日性頭痛とICHD-2病名の関係

慢性連日性頭痛（CHD）	ICHD-2			
	薬物乱用なし	薬物乱用あり		離脱なし
		離脱で改善	離脱後も頭痛は不変・増悪	
1 変容性片頭痛 (transformed migraine: TM)	慢性片頭痛 CM（注）	MOH（注）	CM	MOHの疑い CMの疑い
2 慢性緊張型頭痛 (chronic tension-type headache: CTTH)	慢性緊張型頭痛 CTTH	MOH	CTTH	MOHの疑い CTTHの疑い
3 新規発症持続性連日性頭痛 (new daily persistent headache: NDPH)	NDPH	MOH	NDPH	MOHの疑い
4 持続性片側頭痛 (hemicrania continua: HC)	HC	-	-	-

（注）CM：chronic migraine、MOH: medication overuse headache。

り、介入可能な因子には、肥満、いびき、睡眠時無呼吸、生活上のストレス、カフェイン摂取、急性期頭痛薬の過剰使用などがリストアップされている[3]。片頭痛発作時には神経原性炎症により三叉神経血管系の過敏性と中枢感作がおこるが、この炎症と感作の慢性化が片頭痛の慢性化の中心的なメカニズムと考えられている。CDHの治療には、適切な頭痛診断と病態把握に立脚した合理的な戦略が必要である。リスク要因のうち、回避可能なものは避け、薬物乱用があれば中止し、適切な予防療法薬を投与することが原則である。慢性化した片頭痛はしばしば難治性となるので、あらかじめ反復性の片頭痛治療において急性期治療薬の使用を適正化し、発作頻度が高い場合は適切に予防薬を使用し、慢性化を予防することが重要である。頭痛診療において慢性化の観点が今後、ますます重視されると思われ注意しておく必要がある。

文献

1) Silberstein SD, Lipton RB, Solomon S, et al. Classification of daily and near-daily headaches: proposed revisions to the IHS criteria. *Headache*. 1994; 34(1): 1-7.
2) 国際頭痛学会・頭痛分類委員会. 国際頭痛分類 第2版 日本語版. 日本頭痛学会誌. 2004; 31(*): 13-188.
3) Scher AI, Midgette LA, Lipton RB. Risk factors for headache chronification. *Headache*. 2008; 48(1): 16-25.

Question　CM と MOH の違いを教えて下さい

　慢性片頭痛（CM）と薬物乱用頭痛（MOH）を厳密に区別することは、実は困難である。診断基準も複数が提案されてきた経緯があり、2013 年に公開された『国際頭痛分類 第 3 版 beta 版』（ICHD-3β）が今後の標準になる。実地診療で患者をどのように診断し治療するかという観点で考える場合には、CM と MOH の区別をあまり神経質に考える必要はないと思う。

　ざっくりまとめてしまうと、片頭痛の診断基準をみたす頭痛が、現在または過去にあり、3 か月以上にわたり連日性の頭痛（頭痛日数が月に 15 日以上）があって、このうち半分以上が片頭痛の発作と考えられるものを広い意味での慢性片頭痛と理解するとよい。さらに、この慢性片頭痛のうち、鎮痛薬やトリプタン、エルゴタミンなど急性期治療薬をかなり使っている例は、半数以上が薬物乱用頭痛である。初診時には、それまでの病歴や頭痛ダイアリーなどから判断して、CM または MOH、ケースによっては両方の診断をつける。治療経過により、診断を見直すか、確定することができる。

Question　難治性頭痛とは、どのようなものですか？

　慢性頭痛の診療ガイドラインや、頭痛のテキストを参照して標準的な診断と治療を行えば、かなりの一次性頭痛患者に良質な医療を提供できる状況が整ってきているが、標準的な治療法、対処法では十分な改善が得られないケースもある。国際頭痛分類には「難治性頭痛」は定義されていないが、日常診療で経験する難治例とは、通常使用する治療オプションによる治療効果が、患者および医師にとって満足できるものでなく、次のオプションに苦慮するケースといえる。文献的には難治性頭痛（intractable headache）の定義として、表 14 が提唱されている[1]。表 15 は筆者が考える、治療が難しい片頭痛である。本書のどこかにヒントがある。

文献
1) Goadsby PJ, Schoenen J, Ferrari MD, et al. Towards a definition of intractable headache for use in clinical practice and trials. *Cephalalgia*. 2006; 26(9): 1168-1170.

表 14　難治性頭痛の定義

各国の診療ガイドラインに沿った通常行われる治療法および標準的治療法による適切な治療に反応しない
適切な投薬
適切な用量
適切な投薬期間
薬物乱用に対する配慮
治療の失敗
治療効果なし、あるいは効果に満足できない
認容できない副作用
使用の禁忌
片頭痛：　以下のうち少なくとも 4 つのクラスの治療に不応で、3 つは 1.～4. のいずれか
1.　β-遮断薬
2.　抗てんかん薬
3.　Ca チャネル遮断薬
4.　三環系抗うつ薬
5.　少なくとも一つの RCT で効果が示されている治療
6.　非ステロイド性消炎鎮痛薬
7.　代謝増強物質 （ビタミン B_2、コエンザイム Q10 など）
群発頭痛：　以下のうち少なくとも 4 つのクラスの治療薬に不応で 2 つは 1.～3. のいずれか
1.　ベラパミル
2.　リチウム
3.　Methysergide®(訳注)
4.　Melatonin®(訳注)
5.　トピラマート
6.　ガバペンチン

（訳注）わが国では 3、4 は市販されていない。
[Goadsby PJ, Schoenen J, Ferrari MD, et al. Towards a definition of intractable headache for use in clinical practice and trials. *Cephalalgia*. 2006; 26(9): 1168-1170, table 1 (p.1169)]

表 15　治療が難しい片頭痛

月経関連片頭痛・純粋月経片頭痛
薬物乱用を伴う片頭痛
片頭痛発作重積（72 時間以上続く片頭痛）
発作持続時間の長い片頭痛
Morning migraine （睡眠中に始まる片頭痛）
急速に悪化する片頭痛発作 （fast escalating migraine）
悪心・嘔吐の強い片頭痛
トリプタン不応性片頭痛（ノンレスポンダー）
慢性化した片頭痛（頭痛日数＞ 15 日 / 月、片頭痛日数＞ 8 日 / 月）
精神疾患の共存（うつ病、パニック障害、不安性障害など）
トリプタンや予防薬の禁忌疾患がある片頭痛患者

Question 頭痛とめまいの関連はあるのでしょうか？

頭痛もめまいもありふれた症状である。頭痛とめまいは、同時におこることも多い。神経内科や頭痛外来を受診すると、頭痛に注目され、耳鼻科を受診するとめまいに注目されるのだが、最近、頭痛とめまいの関連について研究がなされている。われわれの検討では、頭痛患者シリーズ561例中49.5%にめまいを認めた。片頭痛の57.1%、緊張型頭痛の34.2%になんらかのめまいがあった。

メニエール症候群のような、前庭症状（回転性めまい）をくり返し、片頭痛の診断基準をみたすような頭痛もおこる例があり、片頭痛として治療すると、めまい症状も改善することがある。このような例を、片頭痛性めまい（migrainous vertigo）、あるいは前庭性片頭痛（vestibular migraine）とする提案がなされていた。疾患概念を広くとると、ほとんどすべての前兆のない片頭痛は前庭性片頭痛に該当してしまうとの指摘もあり、疾患単位としての独立性についてはまだ議論がある。ICHD-3βでは、Appendix（付録）に前庭性片頭痛の診断基準が掲載された。片頭痛があり、中等度以上の前庭症をくり返し、その50%以上の発作で片頭痛の特徴を示す頭痛を合併するものとされた。付録に診断基準が掲載される意義は、まだ確定していない概念であるが、臨床研究を推奨する意味で暫定的な診断基準を提供するということである。

脳底型片頭痛（脳幹性前兆を伴う片頭痛）でも、回転性めまいがおこりうるが、構音障害、耳鳴、難聴、複視、運動失調などほかの脳幹由来の神経脱落症状を伴うことが特徴である。トリプタンは脳底型片頭痛には使用しないこと添付文書に記載されている。脳底型片頭痛に該当しない前庭性片頭痛にはトリプタンを使用しても差し支えないと考えている専門家が多い。

緊張型頭痛では頭部、頸肩部の筋緊張に伴う浮遊感を訴える患者が多く、頸部自律神経の関与が推定されているが、病態の詳細は不明な点が多い。

Question 妊婦、妊娠希望の女性、妊娠するかもしれない女性の頭痛治療で注意すべき点を教えて下さい

片頭痛は再生産年齢の女性に多い疾患である。女性の片頭痛患者の治療を組みたてる際に、妊娠、出産、授乳に対する配慮が不可欠である。妊娠中に絶対安全といえる薬剤はないが、経験的にリスクを最小限にして治療を選択することは可

能である．妊娠中の薬剤リスクは時期によって異なる．一般論として妊娠中の薬物の危険度は，薬剤そのものの危険度と薬剤の使用時期が問題になる．最終月経初日から 27 日目までは無影響期のため，この期間に片頭痛治療薬を使用したとしてもとくに心配はない．妊娠初期，とくに妊娠 4 週〜11 週末までは胎児の器官形成期のため可能な限り薬剤の使用は控える．妊娠 12 週以降になると催奇形性の問題は発生しないが，胎児機能障害・胎児毒が問題となる．

　経験的にはアセトアミノフェンが汎用されており，これまでに刊行された頭痛ガイドラインで推奨されている．妊娠期間中のトリプタンの安全性は確立されていないが，妊娠初期の使用での胎児奇形発生率の増加は報告されていない．スマトリプタンが使用経験の蓄積が多いので，妊婦に処方する場合はまずはスマトリプタンを選択する専門家が多い．ほかのトリプタンも明らかなリスクの増大は報告されていない．予防薬は投与しないことが望ましいが，必要な場合には β 遮断薬が使われている．

　妊娠する可能性のある女性に投薬する際の基本的な知識として，薬剤の催奇性と胎児毒性に関する情報を整理しておくとよい．薬剤の暴露がない場合の，奇形や胎児障害の発生率が 2〜5％ 程度と報告されている．薬剤暴露がある場合に，この発生率が有意に増加するエビデンスがあるかどうか，増加する場合，どの程度のリスク増加であるのか，そのリスク増加が妊婦あるいは妊娠希望の片頭痛患者にとって容認できる範囲かどうか，片頭痛の治療をまったく行わずに妊娠（継続）するリスクとのバランスがとれているかどうかを総合的に判断する必要がある（case 09 頭痛もちです．妊娠希望の片頭痛患者 p.19 を参照）．

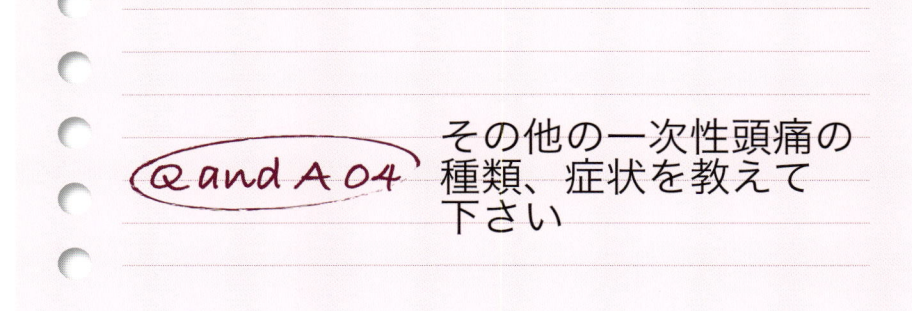

Q and A 04　その他の一次性頭痛の種類、症状を教えて下さい

　一次性頭痛の代表選手は、片頭痛、緊張型頭痛、群発頭痛であるが、このどれにも属さない一次性頭痛もある。代表的なものを列記しておく。

■ 一次性咳嗽性頭痛
　咳または息みにより誘発される頭痛。症候性の咳嗽性頭痛はしばしばキアリー奇形Ⅰ型に由来するので注意する。

■ 一次性運動時頭痛
　運動によって誘発される拍動性頭痛。5分〜48時間持続する。頭痛の特徴が片頭痛の診断基準をみたす場合は、片頭痛の診断を優先する。

■ 性行為に伴う一次性頭痛
　性行為によって誘発される頭痛である。持続は1分〜3時間程度である。二次性頭痛の除外が必要。男女ともに発症する。片頭痛、一次性労作性頭痛と関連する例が約半数である。

■ 一次性雷鳴頭痛
　突発する重度の頭痛で、脳動脈瘤破裂時の頭痛に類似しているが、十分な精査をしても器質病変を認めない。頭痛は1時間〜10日間程度持続する。RCVSとの異同、関連が問題で、区別が困難なケースも存在する。下垂体卒中の除外も重要である。

■ 寒冷刺激による頭痛
「外的寒冷刺激による頭痛」は、極寒の気候または冷水中への飛び込みなど、低温環境に無防備で頭部がさらされると頭全体の頭痛が生じるもの。「冷たいものの摂取または冷気吸息による頭痛」は、文字どおり冷たい物が口蓋や咽頭後壁を通過した際に感じる頭痛である。いわゆる、アイスクリーム頭痛のこと。ICHD-3βで「その他の一次性頭痛」に掲載された。

■ 頭蓋外からの圧力による頭痛
　ヘッドバンド、窮屈な帽子、水泳時に装着するゴーグルなどの圧迫に起因する頭痛。ICHD-3βで追加された。

■ 一次性穿刺様頭痛
　頭部の一部に刺すような痛みをくり返す。1回の痛みは数秒以内で、頻度は1日1回から多数までさまざまである。同じ場所にくり返しおこる場合は器質疾患、とくに帯状疱疹の鑑別が必要である。片頭痛や群発頭痛の患者に発生頻度が高い。低頻度であれば放置してよい。インドメタシンが有効である。

■ 貨幣状頭痛
　頭部の円形または楕円形の小領域に限局した表在性の頭痛。コイン状の部位で直径は2〜6 cm程度。三叉神経終末枝の限局性神経痛と考えられている。疼痛部位の脱毛を伴う例もある。ICHD-3βで追加。

■ 睡眠時頭痛
　睡眠中におこり頭痛により覚醒する。15〜180分続く。片頭痛や群発頭痛の特徴である自律神経症状、悪心、音過敏、光過敏を伴わない。50歳以上に好発する。カフェイン、リチウムが奏功する。別名「目覚し時計頭痛」。

■ 新規発症持続性連日性頭痛（NDPH）
　頭痛発症後、寛解することなく3か月を超えて連日みられる頭痛。発症の状況が明確でない場合は、慢性緊張型頭痛ないし慢性片頭痛の診断を考慮する。原因

不明の難治性頭痛である。髄液減少性頭痛、髄液圧亢進性頭痛、外傷後頭痛、感染性頭痛などの二次性頭痛の除外を十分に行う必要がある。今後、もっとも研究が必要な頭痛のひとつである。

Q and A 05 二次性頭痛

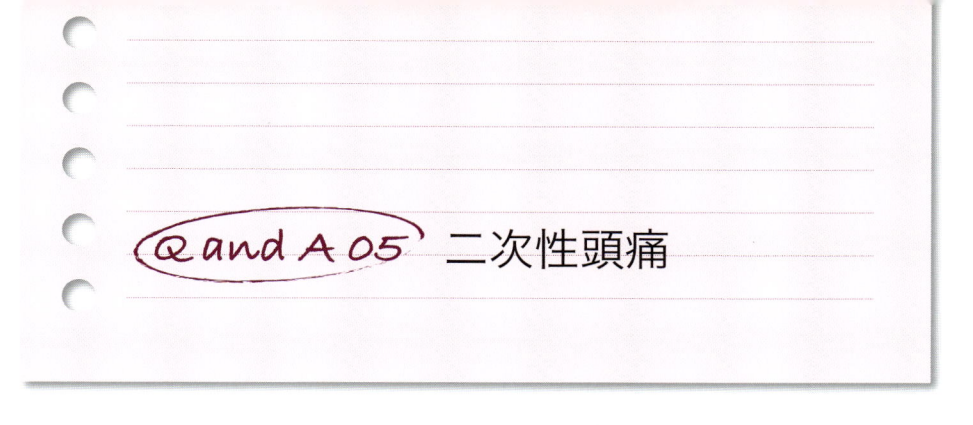

Question 頭頸部外傷による頭痛とは

急性外傷後頭痛、慢性外傷後頭痛、むちうち損傷による頭痛、外傷後頭蓋内血腫による頭痛、開頭術後頭痛などが含まれる。外傷との時間的相関により判断する。外傷やむちうち損傷の場合は、外傷による直接的な頭痛とその後のさまざまな環境要因によって発生する緊張型頭痛などが混在することがある。労働災害や第三者行為による外傷後の頭痛は病態が複雑化する例もある。難治例では、一定期間は患者の訴えに耳を傾け寄り添って治療を続け、6か月ないし1年を経過したら、社会復帰に向けて区切りをつけるのが現実的である。

Question 頭頸部血管障害による頭痛

ICHD-2では頭頸部血管障害による頭痛として**表16**のようにリストアップされている。虚血性脳卒中の17～34％に頭痛があり、後方循環の虚血で頭痛の頻度が高いとされている。小脳出血を含め脳内の出血では頭痛を伴う頻度が高い。しばしば雷鳴頭痛（突発する激しい頭痛）のパターンで発症する。くも膜下出血は雷鳴頭痛のパターンが多い。外傷を除くと、くも膜下出血の約80％は脳動脈瘤の破裂によっておこる。脳CT検査あるいは脳MRI（FLAIR撮影が必須）で診断を確定できるが、神経画像検査が陰性であっても病歴からくも膜下出血を強く疑う場合には髄液検査を実施する。高齢者に新規に発症した中等度以上の頭痛では、側頭動脈炎（巨細胞性動脈炎）を疑って検索する。血小板増多があれば強く疑って検査を進める。治療が遅れると失明に至るので、早期診断と治療が重要である。内頸動脈、椎骨動脈の解離では頭痛がもっとも頻度の高い症状で、唯一の症状のこともある。片側性の重度かつ持続性の頭痛であり、かならずしも頸部の痛みを伴わない。症状から解離を疑ったら、MRアンギオグラフィーなどにて

表16　#6　頭頸部血管障害による頭痛

6.1	虚血性脳卒中または一過性脳虚血発作による頭痛
6.2	非外傷性頭蓋内出血による頭痛
	6.2.1　非外傷性脳内出血による頭痛
	6.2.2　非外傷性くも膜下出血（SAH）による頭痛
	6.2.3　非外傷性急性硬膜下出血（ASDH）による頭痛
6.3	未破裂血管奇形による頭痛
6.4	動脈炎による頭痛
	6.4.1　巨細胞性動脈炎（GCA）による頭痛
	6.4.2　中枢神経系原発性血管炎（PACNS）による頭痛
	6.4.3　中枢神経系続発性血管炎（SACNS）による頭痛
6.5	頸部頸動脈または椎骨動脈の障害による頭痛
6.6	脳静脈血栓症（CVT）による頭痛
6.7	その他の急性頭蓋内動脈障害による頭痛
6.8	遺伝性血管異常症による頭痛
	6.8.1　皮質下梗塞および白質脳症を伴った常染色体優性脳動脈症（CADASIL）
	6.8.2　ミトコンドリア脳症・乳酸アシドーシス・脳卒中様発作症候群（MELAS）
	6.8.3　その他の遺伝性血管異常症による頭痛
6.9	下垂体卒中による頭痛

［日本頭痛学会 訳，国際頭痛分類．第3版 beta版，医学書院，2014：62］

Column 13　片頭痛と脳卒中

　片頭痛もちは脳梗塞になりやすいと一部のマスメディアがセンセーショナルに報じたことがあり、心配して受診する片頭痛患者が少なくない。片頭痛と脳血管障害との関連について多くの疫学的研究がある。その結果はかならずしも一致していないが、最近のメタアナリシスでは、前兆のある片頭痛では有意なリスク上昇があり、前兆のない片頭痛は有意なリスクにならないとされている[1]。図はメタアナリシスの結果を示したもので、45歳以下の女性片頭痛患者は有意なリスク上昇があり、経口避妊薬の使用、喫煙によりさらにリスクが上昇する。臨床的な実感として、頭痛外来でみている片頭痛患者がバタバタと脳梗塞で倒れて運び込まれてくることはないが、若年性脳梗塞で入院してくる患者の多くに片頭痛があり、加えて経口避妊薬の使用者が多いといえる。片頭痛患者への具体的なアドバイスとして、脳梗塞の発症リスクの上昇はわずかであり、あまり恐れる必要はないが、経口避妊薬の使用は避けて、喫煙しないように勧めるのが妥当と思われる。

文献
1) Schurks M, Rist PM, Bigal ME, et al. Migraine and cardiovascular disease: systematic review and meta-analysis. *BMJ.* 2009; 339: b3914.
2) Kurth T. The association of migraine with ischemic stroke. *Curr Neurol Neurosci Rep.* 2010; 10: 133-139.

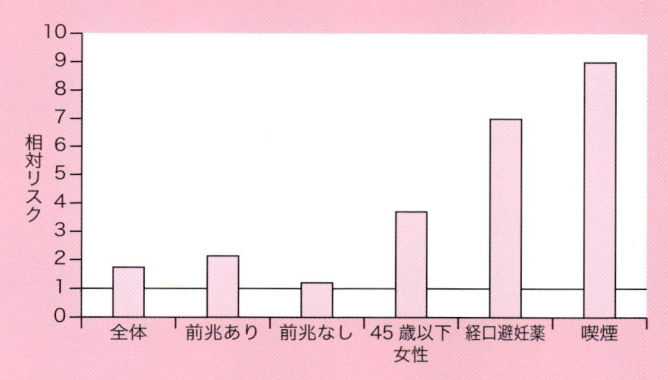

図 片頭痛と脳卒中 [Kurth T. *Curr Neurol Neurosci Rep.* 2010; 10: 133-139, Fig 1 (p.135)]

血管の精査をし、疑わしい所見があれば、3D-CT アンギオや従来の血管撮影を実施し、経過をフォローする。

脳静脈血栓症は、凝固能が亢進している状態でおこりやすい。初発症状は頭痛が多いが、頭痛のパターンに特異的な特徴はない。経口避妊薬や喫煙、抗リン脂質抗体症候群などにも注意する。CADASIL、MELAS は特定の遺伝子異常に起因する疾患で脳血管障害を伴うが、片頭痛様頭痛で発症する例が多いことでも知られている。

下垂体卒中は突発する激しい頭痛に、悪心、嘔吐、発熱、意識障害、下垂体機能不全、低血圧、眼筋麻痺、視力障害などを伴うが、頭痛以外の症状が目立たないケースもある。通常の神経画像撮像では描出されないこともあるので、下垂体卒中が疑われる場合はトルコ鞍部を 3 mm スライスで撮像するとよい。

表17 #9 感染症による頭痛(Headache attributed to infection)

9.1	頭蓋内感染症による頭痛
	9.1.1 細菌性髄膜炎または髄膜脳炎による頭痛
	9.1.2 ウイルス性髄膜炎または脳炎による頭痛
	9.1.3 頭蓋内真菌または他の寄生虫感染による頭痛
	9.1.4 脳膿瘍による頭痛
	9.1.5 硬膜下膿瘍による頭痛
9.2	全身性感染症による頭痛
	9.2.1 全身性細菌感染による頭痛
	9.2.2 全身性ウイルス感染による頭痛
	9.2.3 その他の全身性感染による頭痛

[日本頭痛学会 訳,国際頭痛分類,第3版 beta 版,医学書院,2014：114]

Question 非血管性頭蓋内疾患による頭痛

頭蓋内圧亢進性頭痛、低髄液圧による頭痛、非感染性炎症疾患性頭痛、(神経サルコイドーシスなど)、脳腫瘍による頭痛、髄注による頭痛、てんかん発作による頭痛、キアリー奇形Ⅰ型による頭痛などが記載されている。これらの頭蓋内疾患が存在し、頭痛の発現時期が相関していれば、これらの非血管性頭蓋内疾患による頭痛と考える。水頭症や脳腫瘍による頭痛では目覚めたときに頭痛が強く、噴出性嘔吐が特徴的である。

Question 感染症による頭痛

感染による頭痛は表のように分類されている。発熱を伴う急性頭痛は髄膜炎を疑う。項部硬直や髄膜刺激症状（Kernig 徴候、Brudzinski 徴候）が特徴的であるが、発症早期には明確でないことが多い。早期診断には振盪試験（毎秒数回で頭部を振る）による頭痛の増強や光過敏の感度が高い。ただし振盪性頭痛は、ほかの頭蓋内疾患でも陽性になるし、片頭痛でもみられる。脳炎では精神症状が前景になり、発熱が目立たないこともある。

Question ホメオスターシスの障害による頭痛

高山性頭痛は、海抜2500 m 以上の登山から24時間以内に発現し、下山後8

表18　#10　ホメオスターシスの障害による頭痛

10.1	低酸素血症あるいは高炭酸ガス血症による頭痛
	10.1.1　高山性頭痛
	10.1.2　飛行機頭痛
	10.1.3　潜水時頭痛
	10.1.4　睡眠時無呼吸性頭痛
10.2	透析頭痛
10.3	高血圧性頭痛
	10.3.1　褐色細胞腫による頭痛
	10.3.2　高血圧性脳症のない高血圧性クリーゼによる頭痛
	10.3.3　高血圧性脳症による頭痛
	10.3.4　子癇前症または子癇による頭痛
	10.3.5　自律神経反射障害による頭痛
10.4	甲状腺機能低下症による頭痛
10.5	絶食による頭痛
10.6	心臓性頭痛
10.7	その他のホメオスターシス障害による頭痛

[日本頭痛学会 訳, 国際頭痛分類. 第3版 beta 版, 医学書院, 2014：124]

Column 14　高血圧と片頭痛──無関係？　でも重要な関係！

日常臨床では、若年片頭痛患者には低血圧や起立性調節障害を併発している患者が目立ち、中年期以降、高血圧を有する患者が増加してくることは共通した認識であると思われる。血圧が上がると頭痛がおこると思っている患者が多いが、急激にかなりの上昇がない限り、単なる血圧上昇で頭痛はおこらない。

片頭痛患者では高血圧の罹患割合が多いとの報告がある一方、相関しない、あるいは関係が明確でないとする報告もあり、さらには、高血圧は片頭痛が少ないとする報告まである。血圧と片頭痛の関係に関する検討結果の不一致は方法論の違い、片頭痛診断の不正確さなどがバイアスとなっているのかもしれない。真に相関するのかどうかは綿密な研究デザインによる大規模研究の結果を俟つ必要がある。しかしながら、因果関係の有意差の有無にかかわらず、高血圧と片頭痛を合わせもつ患者は多数存在しており、治療や管理上は相互に重要な共存症と認識する必要がある。

文献
1) 竹島多賀夫. メタボリックシンドローム治療による片頭痛の予防. *BRAIN & NERVE*. 2009; 61(10): 1143-1153.

時間以内に消失する。潜水時頭痛は水深 10 m 以上の潜水中で、減圧病のない状況でおこる二酸化炭素中毒症状を伴う頭痛である。100％酸素で治療後 1 時間以内に消失する。睡眠時無呼吸性頭痛は、起床時におこる頭痛で、睡眠時無呼吸の治療により消失する。通常の高血圧症は頭痛の原因とならないと考えられているが、褐色細胞種や高血圧性クリーゼなど急激かつ高度に血圧が上昇した場合や、高血圧性脳症の際には頭痛がおこる。心臓性頭痛は急性心筋虚血と同時におこる頭痛である。運動によって増悪する重度の頭痛で悪心を伴う。治療上、片頭痛との鑑別が重要である。

Question 頭蓋骨、頸、眼、耳、鼻、副鼻腔、歯、口あるいはその他の顔面・頭蓋の構成組織の障害に起因する頭痛あるいは顔面痛

　ICHD-2 のこの項目には多様な疾患が列挙されている。先天性異常、骨折、腫瘍、転移病変など多くの頭蓋疾患は通常頭痛を伴わない。頭痛を伴うものとして重要なものは、骨髄炎、多発性骨髄腫、パジェット病が挙げられる。頸部疾患による頭痛として、頸原性頭痛、咽頭後方腱炎による頭痛、頭頸部ジストニーによる頭痛が挙げられている。いわゆる頸性頭痛は『国際頭痛分類』では採用されていない。頸部の筋膜圧痛点があり、これに起因する頭痛は、緊張型頭痛に分類する。眼疾患による頭痛には急性緑内障による頭痛、屈折異常による頭痛などがある。鼻副鼻腔炎による頭痛の診断には注意が必要である（Column 17 参照）。

Column 15　歯科・口腔外科と頭痛

　群発頭痛やほかの三叉神経自律神経性頭痛の患者が歯科、口腔外科を受診することが少なくない。歯科的な異常がないことを説明しても、あまりの激しい痛みのために患者が抜歯を希望し、不必要な抜歯が行われているケースも珍しくない。

　通常、歯の疾患では歯痛や顔面痛をひきおこす。頭痛の原因となることはまれであるが、歯痛の関連痛として、広範囲に頭痛を来すことがある。歯や顎の障害による頭痛の原因として多いものは歯周炎、下顎の半埋伏智歯の感染、外傷刺激によって生じた智歯周囲炎などである。

Column 16　眼科と頭痛

　閃輝暗点をはじめて経験した患者の多くは、眼科を受診する。とくに、閃輝暗点のみで頭痛を伴わない場合は、眼科を受診するものが多い。眼窩部の痛みが優位な片頭痛、群発頭痛もしばしば眼科を受診する。経験を積んだ眼科医は片頭痛や群発頭痛を適切に診断し、対処している。

　眼疾患で一次性頭痛と鑑別を要するもっとも重要な疾患は急性緑内障である。診断が遅れると視力低下が進行するので注意を要する。眼圧上昇のほか、結膜充血、角膜混濁、視覚障害に注意する。屈折異常、斜視による頭痛にも注意する。虹彩炎、毛様体炎、脈絡膜炎などの眼球炎症性疾患による頭痛も鑑別を要する。原田病は頭痛、発熱に加え、急速な視力障害が特徴である。耳鳴、めまい、髄膜刺激症状にも注意する。

Column 17　耳鼻科疾患と頭痛

　国際頭痛分類では「耳疾患による頭痛」が定義されている。耳疾患に伴い、頭痛および耳痛が出現する。一方、三叉神経、顔面神経（中間神経）、舌咽神経、迷走神経の感覚線維は、耳介、外耳道、鼓膜、中耳に投射しており、これらの神経障害で耳痛が出現するので鑑別が必要である。

　副鼻腔炎と頭痛の関係は少し複雑で考慮を要する。急性副鼻腔炎あるいは慢性副鼻腔炎の急性増悪に伴い、顔面痛と頭痛が出現し、副鼻腔炎の治療により頭痛が軽減する。軽微なものも含めれば副鼻腔炎はきわめて頻度が高い病態である。欧米では、非特異的な診断名とされる副鼻腔頭痛（sinus headaches）がよく使用されており、副鼻腔頭痛と診断されているケースの大部分が片頭痛であると注意喚起がなされている。一方、片頭痛患者において、副鼻腔炎の存在は片頭痛の増悪因子になりうる。副鼻腔炎の増悪に伴い、片頭痛の発作頻度が高くなっている場合には、個々の発作は片頭痛として治療するともに、増悪因子としての副鼻腔炎を治療することで、片頭痛の軽減も可能である。わが国では頭部画像検査の実施頻度が高く、偶発的な副鼻

腔炎が発見されやすいこともあるためか、欧米と異なり、「この程度の副鼻腔炎では頭痛はおこらない」として放置されるケースが多いように思われる。副鼻腔炎による頭痛、副鼻腔炎により増悪した片頭痛、頭痛とは無関係な副鼻腔炎の共存のいずれであるかを適正に判断し、対処する必要がある。頭痛のコントロールが不十分で、関与が疑われる副鼻腔炎は治療してみてもよい。

　副鼻腔炎のほか、鼻中隔弯曲、鼻甲介肥大、洞粘膜萎縮、粘膜接触（mucosal contact）などによる頭痛も提唱されているが、ICHD-2 ではエビデンスが不十分と記述されていた。ICHD-3βでは、付録として、「鼻粘膜、鼻甲介、鼻中隔障害による頭痛」が掲載されている。

Question 精神疾患による頭痛

　ICHD-2 で新しく設けられた頭痛タイプである。身体化障害による頭痛、精神病性障害による頭痛が挙げられている。これら精神疾患の結果としておこっている頭痛は二次性頭痛として扱い、頭痛そのものの治療よりも原因疾患の治療を優先する。精神疾患に罹患している患者に出現する頭痛は、精神疾患と直接は病因的な関係がなく、単なる共存症として頭痛が存在していることが大部分であるとされている。一次性頭痛は大うつ病性障害、気分変調性障害、パニック障害、全般性不安障害、身体表現性障害、適応障害を含む多数の精神科的疾患と共存する。このような場合は片頭痛や緊張型頭痛など一次性頭痛と、共存している精神疾患の両者を正しく診断する必要がある。

　多くの神経内科医、脳外科医にとって、統合失調症の患者の頭痛を診療するのはかなりハードルが高いと思う。しかし、頭痛専門医は、精神疾患のある患者の頭痛を正しく診断できるスキルも必要である。筆者のスタンスは、頭痛のタイプをきちんと診断し、「精神疾患による頭痛」と診断した場合は、頭痛の原疾患である精神疾患の治療が重要であるから、精神科ないし心療内科の専門家に治療を依頼する。一方、精神疾患もあるが、頭痛がたとえば、「前兆のない片頭痛」であれば、精神科と連携しながら、片頭痛の治療は頭痛専門医が専門的に治療するほうが患者のベネフィットになると考えている。

Column 18　精神科と頭痛——共存症、精神疾患による頭痛

　悩みごとのことを「頭痛のタネ」という表現があるように、ストレスや精神的な変調の症状として頭痛が出現することは珍しくない。国際頭痛分類では、精神疾患による頭痛は二次性頭痛として記述されている。また、片頭痛の共存症として、大うつ病やパニック障害などの精神科疾患が多いことも報告されている[1]。

　神経内科や一般内科、脳神経外科をバックグラウンドとした、頭痛の専門医がどの程度まで精神科疾患の診断や治療にかかわるかは議論のあるところだが、頭痛診断はきちんと行う必要がある。明らかに精神科疾患がある患者が頭痛を主訴に受診した場合、片頭痛をはじめとする一次性頭痛の共存なのか、精神科疾患による二次性頭痛であるのかを区別する。たとえば、脳腫瘍による頭痛、甲状腺機能低下症による頭痛、急性緑内障による頭痛を診断すれば、多くの場合、原因疾患の治療に最適な診療科に紹介することになるが、脳腫瘍のある患者の片頭痛、甲状腺機能低下症のある患者の緊張型頭痛、緑内障のある患者の群発頭痛は、共存症に注意しながら頭痛専門医が治療することになる。精神科疾患についても同様のスタンスでよいと思う。すなわち、共存する一次性頭痛があれば、これは頭痛専門医が治療するほうが患者のメリットは大きいし、精神疾患による二次性頭痛であれば原疾患の最適な治療を受けることができる施設を勧める。

文献
1) 竹島多賀夫, 房安恵美, 古和久典 他. 片頭痛の精神症状. 神経内科. 2005; 63(6): 499-509.

Chapter 4

Super reviews
基礎的事項のまとめ

✓ 国際頭痛分類とガイドライン

　国際頭痛学会が、1988年に頭痛分類と診断基準を刊行した。これにより、研究者、施設、国や地域によってバラバラであった、頭痛の分類や診断が統一され、同じ土俵で、生化学、生理学などの検査データや治療効果の比較ができるようになった。

　トリプタンの臨床試験の成功、家族性片麻痺性片頭痛の遺伝子の同定などは、『国際頭痛分類』の普及による成果の一部である。その後の研究の進展により2004年には第2版（ICHD-2）が刊行され、同年に日本頭痛学会が日本語版を刊行した。2013年には第3版 beta 版（ICHD-3β）が公開され、2014年日本語版が公開された。

　ICHD-2は「第1部：一次性頭痛」、「第2部：二次性頭痛」、「第3部：頭部神経痛、中枢性・一次性顔面痛およびその他の頭痛」の3部からなり、頭痛が14のグループに分けられている各グループは、タイプ、サブタイプ、サブフォームと細分されていく階層的な分類体系が採用されており、各頭痛は1〜4桁のコードによって表現されている。

　片頭痛の診断基準に関しては、初版とICHD-2、ICHD-3βでほとんど変更はないが、ICHD-2の重要なポイントとして、① 片頭痛の前兆と頭痛を分離する形を採用したこと、② 片頭痛前兆として、片麻痺（運動障害）をほかの典型的な前兆、すなわち視覚症状、感覚障害、言語障害から分離したこと、③ 慢性片頭痛（chronic migraine）を追加したことが挙げられる。日本語版では「前兆を伴う片頭痛」、「前兆を伴わない片頭痛」から、「前兆のある片頭痛」、「前兆のない片頭痛」と表記を簡素化した。さらに、ICHD-3βでは慢性片頭痛の診断要件を緩和し、診断しやすくしたこと、脳底型片頭痛が「脳幹性前兆を伴う片頭痛」に変更されたことが挙げられる。付録に前庭性片頭痛が掲載された。

　緊張型頭痛は、頭痛日数により、稀発反復性緊張型頭痛、頻発反復性緊張型頭痛、慢性緊張型頭痛に分類している。群発頭痛群については、類縁疾患を含め新しいアプローチが試みられ、三叉神経・自律神経性頭痛（trigeminal-autonomic cephalalgia：TAC）という概念が導入された。また反復性発作性片側頭痛やSUNCTがサブタイプとして加えられている。ICHD-3βではさらにSUNAとHCがTACに加えられた。

　ICHD-2、ICHD-3βは原則として頭痛発作の分類であり頭痛患者の分類ではな

Memo 12　二次性頭痛の一般診断基準の改訂

　現在、2004年に刊行された『国際頭痛分類 第2版』（ICHD-2）が広く利用されているが、2013年に『国際頭痛分類第3版beta版』（ICHD-3 β）が公開された。日本頭痛学会の国際頭痛分類委員会で日本語版を作成中である。ICHD-3 βでは二次性頭痛の一般診断基準が改訂された。ICHD-2の二次性頭痛の診断基準項目Dは「頭痛は原因疾患の成功裏の治療または自然寛解により、3か月以内（いくつかの原因疾患ではもっと短期間）により著明に改善するかあるいは消失する」と記載されており（表A）、原因疾患の除去により頭痛が完全に消失するか、大幅に改善する必要がある。頭痛が治療により消失した後でないと確実に診断できない診断基準は、日常臨床には最適とはいえない。さらに、いくつかの原因疾病は治療不可能であり、頭痛が永続的である場合もある。この問題を解決するためにICHD-3 βでは一般診断基準の修正

表A　ICHD-2の二次性頭痛の一般診断基準

A.	頭痛は、以下の（または以下に列挙した）特徴のうち1項目（または複数）を有し、かつCおよびDをみたす
B.	他の疾患が、頭痛の原因となることが証明されている
C.	頭痛が他の疾患と時期的に一致して起こる、または、頭痛が他の疾患と因果関係を示す他の証拠が存在する（あるいはその両方の場合）
D.	頭痛は原因疾患の治療成功または自然寛解後、3か月以内に（これより短期間になる疾患もある）大幅に軽減または消失する

［日本頭痛学会 訳，国際頭痛分類，第2版 新訂増補日本語版，医学書院，2007：40］

表B　第2部 二次性頭痛の一般診断基準

A.	頭痛は、Cをみたす
B.	頭痛を来すことが科学的に実証されている疾患の診断をあらかじめ受けている
C.	頭痛の原因となる証拠として、以下のうちの少なくとも2項目をみたす 　1. 頭痛が、原因と推測されている疾患と時期的に一致して起こる 　2. 以下のいずれかもしくは両方 　　a）頭痛は原因と推測されている疾患が悪化するのと一致して著明に悪化する 　　b）頭痛は原因と推測されている疾患が軽快するのと一致して著明に改善する 　3. 頭痛は原因と推測されている疾患の典型的な特徴を有している 　4. 原因となる他の証拠が存在する
D.	他に最適なICHD-3の診断がない

［日本頭痛学会 訳，国際頭痛分類，第3版 beta版，医学書院，2014：52］

があった（**表B**）。基準のC項は因果関係のエビデンスを明示するために大幅に修正され、4つの下位基準中2つをみたすこととなっている。従来のC項同様の、頭痛発症時の原因疾患の時間的関係（C1）のほか、新提案では、頭痛と原因疾患の経時的な関係について、C2-aとして悪化、C2-bとして改善を採用している。C3では、頭痛の典型的特徴が存在すれば、これを記載し、C4は、原因であることを示すほかの証拠の存在を挙げている。

この一般基準の原則にのっとり各二次性頭痛の診断基準が記述されている。この変更により、原疾患の改善や治癒が困難な場合でも頭痛の診断が可能となった。

いことに注意が必要である。一人の頭痛患者が複数の頭痛に罹患していることもあり、この場合、すべての頭痛を重要なものから順に列記する。以前、日常診療でよく使用されていた「混合型頭痛」の名称は採用されなかったので、片頭痛と緊張型頭痛を別々に診断しコード化する。国際頭痛分類の公開以降、専門医が混合性頭痛の用語を使うことはほぼなくなった。

■ 頭痛ガイドライン

わが国の頭痛ガイドラインは、2002年に日本神経学会が作成した『慢性頭痛治療ガイドライン』にはじまる。2005年には、厚生労働科学研究費補助金・こころの健康科学研究事業（主任研究者：坂井文彦）により、『慢性頭痛診療ガイドライン』が作成され、これをベースに、2006年、『慢性頭痛の診療ガイドライン』（日本頭痛学会編）が刊行され、広く利用されている。2013年には改訂版が公開された。

ガイドラインは、頭痛一般、片頭痛、緊張型頭痛、群発頭痛、その他の一次性頭痛、薬物乱用頭痛、小児の頭痛、遺伝子などに関するクリニカルクエスチョンに対し推奨のグレードが記載され、その背景・目的が簡潔に記述され、引き続いて解説・エビデンス、参考文献のリスト、検索式・参考にした二次資料が記述されている。わが国の『慢性頭痛の診療ガイドライン』の特徴は、治療に関して、国内外の慢性頭痛治療に関するエビデンスが一覧できるとともに、国内での治療効果のエビデンスや、治療法選択の基礎となる病態の研究も理解できることである。ガイドラインには、効率的で標準的な診断と治療の国内外のエビデンスが集

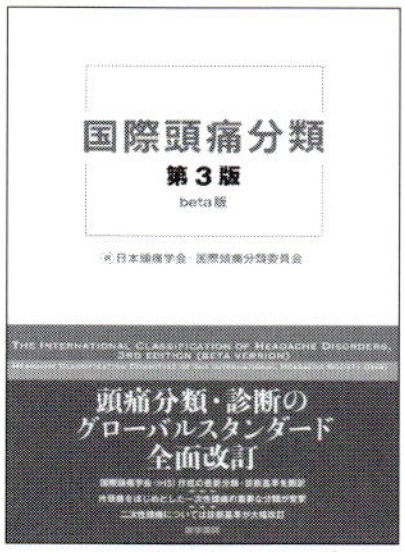

国際頭痛分類[1] 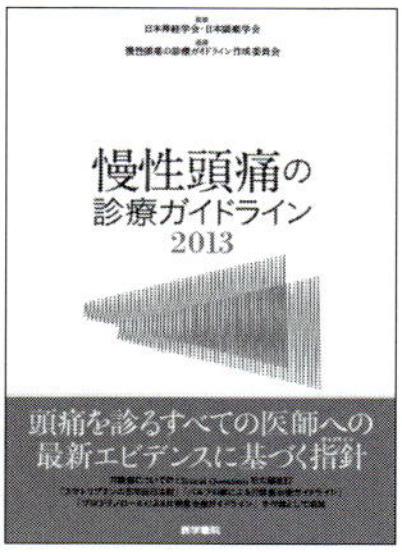　　慢性頭痛の診療　　頭痛ダイアリー
　　　　　　　　　ガイドライン2013[2]

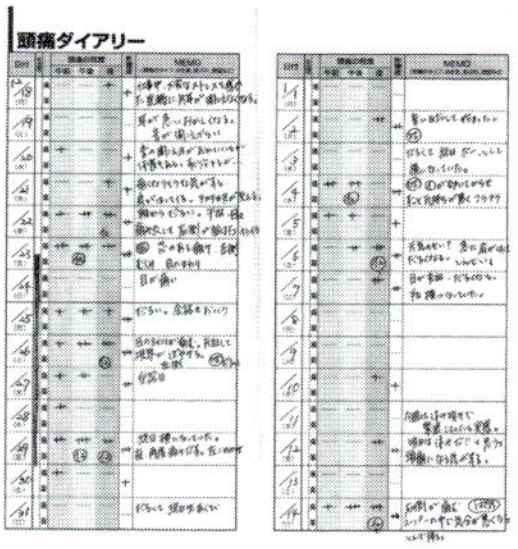

図7　頭痛診療の3点セット

[1) 日本頭痛学会 訳，国際頭痛分類．第3版beta版，医学書院，2014；2) 日本神経学会・日本頭痛学会 監修，慢性頭痛の診療ガイドライン2013，医学書院，2013]

表19　国際頭痛分類第3版beta版の目次

第1部　一次性頭痛
1. 片頭痛
2. 緊張型頭痛
3. 三叉神経・自律神経性頭痛
4. その他の一次性頭痛性疾患
第2部　二次性頭痛
5. 頭頸部外傷・傷害による頭痛
6. 頭頸部血管障害による頭痛
7. 非血管性頭蓋内疾患による頭痛
8. 物質またはその離脱による頭痛
9. 感染症による頭痛
10. ホメオスターシスの障害による頭痛
11. 頭蓋骨、頸、眼、耳、鼻、副鼻腔、歯、口あるいはその他の顔面・頭蓋の構成組織の障害に起因する頭痛あるいは顔面痛
12. 精神疾患による頭痛
第3部　有痛性脳神経ニューロパチー、他の顔面痛およびその他の頭痛
13. 有痛性脳神経ニューロパチーおよび他の顔面痛
14. その他の頭痛性疾患
A. 付録

[日本頭痛学会 訳，国際頭痛分類．第3版beta版，医学書院，2014]

約されている。ガイドラインの出版により、わが国の頭痛診療の必要性に関する認知が広がり、頭痛診療に参加するドクターや医療機関が増加し、頭痛外来も多数開設されるようになってきている。さらに、頭痛医療に必要な薬剤の保険適用の問題も、ガイドラインの記載をふまえて公知申請による適応症追加や、いわゆる「55年通知」に基づく適応外使用の承認などにより環境が整いつつある。頭

痛診療を旅にたとえるなら、『国際頭痛分類』はロードマップ、『ガイドライン』は道先案内人といえる。いずれも必携の資料である。

文献
1) 日本頭痛学会・国際頭痛分類普及委員会訳．国際頭痛分類 第2版 新訂増補日本語版．医学書院．2007．
2) 日本頭痛学会編．慢性頭痛の診療ガイドライン．医学書院．2006．
3) Society HCCotIH. The International Classification of Headache Disorders, 3rd edition (beta version). *Cephalalgia*. 2013; 33(9): 629-808.

日本の頭痛医療の流れ

　頭痛の医学的な記述はヒポクラテスまで遡ることができるが、近代的な研究対象として認識されるようになったのはH. G. Wolffの片頭痛血管説が出された1940年以降のことであり、その後急速に知見が集積した。1988年の国際頭痛分類と診断基準の発刊により、大きく進展した。わが国では、1973年に第1回頭痛懇談会が開催されており、のちに頭痛研究会となり、1997年に日本頭痛学会となった。わが国の頭痛研究は限られた大学、施設でのみ行われていたが、国際的なレベルは高い。しかしながらトリプタンの導入や片頭痛予防薬の認可などは欧米先進国と比較して遅れをとっていたといわざるをえないが、近年かなり追いついてきたと思われる。頭痛学会が日本の頭痛研究、頭痛医療の進展は牽引してきたといえる。日本頭痛学会会員は2014年7月現在2314、専門医数は775名で、約半数が神経内科、約35％が脳神経外科を標榜している。

　2005年10月に第12回国際頭痛学会（会長：坂井文彦）が京都で開催された。アジアではじめての頭痛をテーマにした国際的な学術集会であり、世界55か国から約1600名が参加し、頭痛の基礎研究、臨床研究、頭痛診療の諸問題、保健政策における頭痛医療の重要性など多くのトピックスが取り上げられ、活発な議論がなされた。この会議で、一次性頭痛の社会的認知の向上を推進し、頭痛医療の充実をめざして京都頭痛宣言（Kyoto Declaration on Headache）が採択された。これは "Lifting The Burden（重荷の軽減）: the Global Campaign to Reduce the Burden of Headache Worldwide" の一環として、医療関係者が頭痛医療の充実を誓う宣言でありWHO（世界保健機関）、WHA（世界頭痛患者協会）、IHS（国際頭痛学会）、EHF（欧州頭痛学会）が各国において協力しあうことを合意したも

のである。開会式の場で MHLW（厚生労働省）、JHS（日本頭痛学会）も同席して宣言された。要点は、① 日本には片頭痛に罹患する患者が 840 万人いて、毎日 60 万人が片頭痛で苦しみ、生活や仕事に支障をきたしており、② 本邦の頭痛による経済的損失は、毎年 2880 億円にのぼるという現状認識に立脚し、③ これを解決すべく、WHO、WHA、IHS、EHF、JHS が協力して、頭痛に対する認識を高め、治療の必要性を啓発し、④ 医師に対する頭痛の診療に関連した教育プログラムを充実し、⑤ 保健政策立案者に対し頭痛の重要性を喚起し、人々の頭痛による支障や不利益からの解放につとめることなどが宣言されている。詳細は日本頭痛学会の Web サイトで閲覧可能である。

2013 年 3 月には東京で "Headache Master School in Asia" が開催された。わが国から 100 名あまり、アジア各国から 50 名あまりが聴講生として参加し、Goadsby 教授をはじめとする国際的な頭痛のトップエキスパート 15 名が講師として招かれ、2 日間の日程で集中講義と case-base learning が行われた。2014 年には "Headache Master School Japan"（HMSJ）が 7 月に大阪で、9 月に東京で開催された。このような試みがわが国の頭痛医療を底上げし、推進する機会となるものと思われる。HMSJ はその後も継続して開催されている。

わが国における、頭痛や頭痛医療に関する市民、医師、医療関係者の認知はまだ十分ではないが、頭痛学会や日本頭痛協会を中心に認知度を向上させるためのシステムは整ってきている。本書の読者の多くが頭痛に興味をもって、研究、診療に貢献していただきたい。

✓ 片頭痛の診断と病態（メカニズム）

片頭痛は頭痛発作をくり返す疾患である。閃輝暗点などの前兆がある片頭痛と前兆のない片頭痛に大別される。片頭痛は人口の約 8.4％、頭痛外来を受診する患者の約 50％が罹患する一次性頭痛である。女性に多く、30 歳代、40 歳代に有病率が高い。生活支障度が高く、治療介入が必要な神経疾患である。片頭痛の診断は『国際頭痛分類 第 3 版 beta 版』（ICHD-3β）の診断基準に沿って診断する（**表 19**）。片側性の拍動性頭痛が特徴であるが、両側性で非拍動性の片頭痛もある。頭痛による生活への支障、動作による頭痛の悪化、悪心、嘔吐などの自律神経症状と音過敏、光過敏など外的刺激に対する過敏性が重要である。前兆は閃輝暗点がよく知られているが、このほか、感覚障害、失語性言語障害、運動麻痺な

どが前兆として出現することもある。

　片頭痛の病態仮説は多数提唱されている。セロトニン説、血管説、神経説は古典的な病態仮説で、これらの学説に基づいて片頭痛の研究が進められてきた。現在もっとも広く支持されているのは、これらの仮説を発展、統合した、皮質拡延抑制と三叉神経血管説である。前者は閃輝暗点を、後者は片頭痛の疼痛を明快に説明することができる。

■ 三叉神経血管説（Trigemino-vascular theory）

　三叉神経と頭蓋内血管、とくに硬膜血管とその周囲の三叉神経終末の神経原性炎症を重視した学説である。なんらかの刺激により血管周囲の三叉神経が活性化されCGRP（calcitonin gene-related peptide）などの血管作働性ペプタイドが放出され肥満細胞の脱顆粒、血漿蛋白の血管外への漏出と血管拡張がおこる。神経原性炎症は三叉神経を刺激して、神経興奮の順行性伝導は中枢に伝達され頭痛として感じられる。神経興奮は逆行性にも伝導して、ほかの部位の三叉神経を活性化しCGRPなどを放出することにより神経原性炎症が拡大してゆく。順行性の興奮伝導は、脳幹の三叉神経核を活性化させ、悪心、嘔吐などの自律神経症状を発現され、視床から大脳皮質に伝達されて痛みとして認知される。図8に三叉

Column 19　片頭痛と偏頭痛

　片頭痛は「偏頭痛」と記載されることもあるが、医学用語としては「片頭痛」が正しい。日常使用する表記としては、あまりこだわる必要はないが、頭痛についてきちんと勉強している医師、薬剤師は「偏頭痛」を使用しないし、「偏頭痛」を使っている記事やホームページは怪しいものも含まれているという印象をもっている。しかしながら、「片頭痛」という文字を使うにもかかわらず、片頭痛はかならずしも片側性の頭痛ではない。約40％の片頭痛患者は両側性の頭痛を経験している。中国語では「偏頭痛」と表記される。最近はATOKやMS-IMEで単語登録をしなくても「片頭痛」と変換できるようになっている。われわれが「片頭痛」が正しいと言い続けてきた成果なのか、「片頭痛」の記述が多くなったためなのかは定かでない。

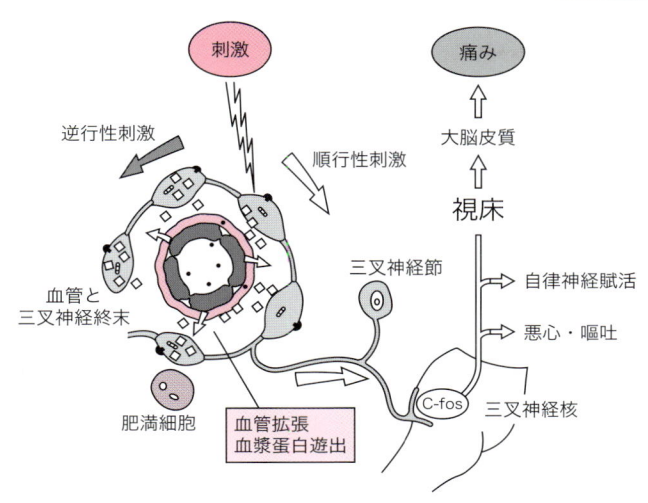

図8 三叉神経血管説のシェーマ

神経血管説のシェーマを示した。この過程で、末梢の三叉神経が感作され順行性にも逆行性にも過剰な信号を伝達する現象が末梢性感作である。さらに三叉神経核や視床における中枢感作が成立すると、硬膜血管の拍動が、三叉神経から脳幹、視床の神経経路を介して激しい拍動痛や持続痛として認知される。

■ 皮質拡延性抑制（cortical spreading depression: CSD）

　神経細胞とグリアの脱分極、および、引き続いておこる神経活動の抑制が、大脳皮質を2～6 mm/分の速度でゆるやかに拡延する現象が皮質拡延性抑制（CSD）である。実験モデルで観察される現象として、Leãoが1944年に記載した。片頭痛の前兆のひとつにギザギザの光が視野のなかを拡大してゆく閃輝暗点がある。閃輝は視覚刺激の入力がないのに光が見えるという陽性の症状であり、閃輝が消失した後もしばらく同部位に視覚刺激の入力があっても見えないという陰性症状が暗点である。これが後頭葉視覚野におけるCSDを反映した現象と考えられている。最近、高磁場機能性MRI（fMRI）を用いて、片頭痛患者の視覚前兆が後頭葉のCSDであることが直接的に示された。CSDを促進する多くの因子が興奮性、脱分極性の事象であることから片頭痛患者では脳の興奮性が高まっており、CSDがおこりやすい状態にあると考えられている。

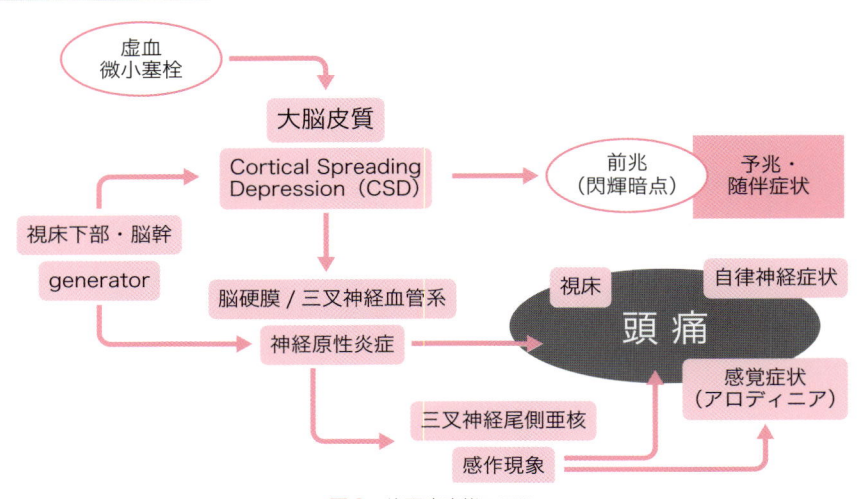

図9 片頭痛病態モデル

　CSDと三叉神経血管系の神経原性炎症の上流に頭痛発生器（generator）の存在を推定する学説も提出されているが議論も少なくない。さらに、CSDが三叉神経血管系の神経原性炎症を惹起するとのデータも示されている。CSDが片頭痛前兆をおこし、三叉神経血管系の神経原性炎症が頭部の疼痛をおこしているのは確実であるが、CSD、神経原性炎症を惹起するものや、その関係については今後の研究成果を待つ必要がある（**図9**）。

文献

1) 竹島多賀夫．片頭痛の発症機序．In: 辻省次、鈴木則宏 編．アクチュアル脳・神経疾患の臨床 頭痛のすべて．中山書店．2011: 74-84．

Memo 13 卵円孔開存と片頭痛

卵円孔開存（PFO）は奇異性塞栓の原因となる。若年性脳梗塞や一過性脳虚血発作、一過性全健忘などとの関連はよく知られているが、最近は片頭痛との関連が注目されている。とくに前兆のある片頭痛でPFOの共存率が高く、PFO患者における片頭痛の有病率が有意に高い。PFOによる右左シャントとこれに伴う微小血栓が、皮質拡延性抑制（CSD）を惹起し、片頭痛発作をおこす可能性が示唆されている。PFO閉鎖手術による、片頭痛治療については、有効性に関してエビデンスがまだ不十分であり、片頭痛の治療を目的としたPFO閉鎖術は推奨されないが、片頭痛患者は高頻度でPFOを有している可能性があることは臨床的な知識として重要である。

文献
1) 竹島多賀夫．片頭痛と卵円孔開存．循環器内科．2011; 69(5): 480-487.

Memo 14 網膜片頭痛

片頭痛の前兆としてよくみられる閃輝暗点は、視野の一部に出現する。後頭葉の視覚野でおこる現象なので、左右両眼の同一視野に出現する。患者は閃輝暗点が単眼におこっていると誤解し、陳述することが多いので注意を要するのだが、前向きにくり返し確認しても、左右どちらか単眼にのみ閃輝、暗点、視覚消失などの視覚障害がおこっている場合がある。単眼性の半盲のケースもある。一過性黒内障など、器質疾患を十分除外する必要があるが、単眼性の可逆性視覚障害を伴って片頭痛発作があるものを網膜片頭痛とする。ICHD-2では、片頭痛のサブタイプ（2桁のコード）として分類されていたが、ICHD-3βでは、前兆のある片頭痛のサブフォーム（3桁のコード）として分類されている。

片頭痛の治療（急性期治療・予防療法）

片頭痛の治療は、頭痛発作の際に行う急性期治療と頭痛発作の発現を抑制するための予防療法に大別される。予防療法は頭痛の有無にかかわらず連日投薬し、数か月の期間を観察しながら薬剤の調整、変更、中止などを検討する。

急性期治療薬には、非特異的な鎮痛薬、非ステロイド性抗炎症薬（NSAIDs）のほか、特異的片頭痛治療薬として、トリプタンやエルゴタミン製剤が用いられる。軽症の片頭痛にはNSAIDs, 中等度以上の片頭痛発作にはトリプタンが第一選択である（**表20**）。

鎮痛薬、NSAIDsはOTC薬、処方薬として頭痛治療にもっとも広く使用されており、頭痛発作の早期に服用するとよい。予兆期、前兆期に使用しても効果が期待できるが、薬物乱用頭痛を誘発せぬよう使用日数に留意する。アスピリン500～1000 mgが軽度～中等度の片頭痛発作に対して有効である。アセトアミノフェン（1回300～1000 mg、1日4000 mgまで）、イブプロフェン（1回200 mg、1日600 mgまで）は安全性が高く、小児にも広く使用されている。ロキソプロフェンやジクロフェナックは中等度の片頭痛に有効である（1回、1～2錠）。

トリプタンは、脳硬膜血管の$5-HT_{1B}$受容体を刺激して拡張した血管を収縮させ、三叉神経終末の$5-HT_{1D}$受容体刺激により、感作された三叉神経を鎮静化して、片頭痛を特異的に頓挫させる。わが国では、スマトリプタン、ゾルミトリプタン、エレトリプタン、リザトリプタン、ナラトリプタンが使用できる。スマトリプタンは経口錠のほか、点鼻薬、皮下注射もある。ゾルミトリプタン、リザト

表20 片頭痛の急性期治療、効果の確実性別一覧

確実な有効性	ほぼ確実	不確実
特異的治療 　スマトリプタン（皮下注、点鼻、経口） 　ゾルミトリプタン（経口） 　エレトリプタン（経口） 　リザトリプタン（経口） 　ナラトリプタン（経口） **非特異的治療** 　アセトアミノフェン＋アスピリン＋カフェイン（経口） 　アスピリン（経口） 　イブプロフェン（経口）	ジクロフェナック（経口） ロキソプロフェン（経口） ナプロキセン（経口） インドメタシン（経口）	エルゴタミン＋カフェイン（経口） メトクロプロマイド（静注） アセトアミノフェン（経口） クロルプロマジン（筋注）

[日本神経学会・日本頭痛学会 監修，慢性頭痛の診療ガイドライン作成委員会 編．慢性頭痛の診療ガイドライン2013．医学書院．2013：116-117より改変]

リプタンは、水がなくても服用できる口腔内崩壊錠（速溶錠）もある。トリプタンは頭痛が始ってからなるべく早く、頭痛がまだ軽いうちに服用するのが有効率を上げるポイントである（early intervention）。前兆期や予兆期にトリプタンを使用すると効果が乏しい。

同種のトリプタンは1日の使用上限の範囲内でくり返し使用することができ、2時間あけて使用する。スマトリプタンの注射後は1時間、ナラトリプタン服用後は4時間あける。異なるブランドのトリプタンを用いる場合は、原則24時間あけて使用する。トリプタンの副作用には一過性の喉や頸部の締めつけ感、めまい感などがある。このほか、身体各部の痛み、悪心・嘔吐、動悸、けん怠感、眠気などが報告されている。トリプタンは血管収縮作用があるので虚血性心疾患や血管障害にも注意が必要である。心筋梗塞、虚血性心疾患、脳血管障害、一過性脳虚血性発作のある患者、コントロールされていない高血圧症の患者には使用できない。本邦の臨床経験や、その後の10年あまりの臨床経験からも深刻な副作用は皆無で、このような疾患の合併、既往がない患者においては安全性の高い薬剤であるといえる。トリプタンが奏功しづらい場合の工夫を表に示した（**表21**）

急性期治療のゴールはなるべく短時間のうちに、患者を正常な状態、すなわち、仕事や家事、余暇など、日常生活を苦痛なく営める状態に戻すことである。2時間以内に通常の状態に戻すことができれば、ほぼ満足できる治療効果といえる。これ以上時間がかかる場合、すなわち2時間以上にわたり生活に支障があるようであれば、治療方法の工夫が必要である。悪心、嘔吐を伴うことが多いので、メトクロプロマイド、ドンペリドンなどの制吐薬の積極的な併用が勧められる。エルゴタミン製剤は古くから用いられている。現在のトリプタンにとってかわられ

表21　トリプタンが無効・効果不十分な場合の対策

1. 服薬タイミング
    A）早期服薬、軽症時服薬、皮膚アロディニア発現前の服薬
    B）前兆期、予兆期に使用している場合は痛みが始まるまで待って服薬する
2. 高用量の検討
3. 診断の見直し
    A）片頭痛以外の頭痛発作に使用していないかどうか再検討
    B）二次性頭痛の可能性
    C）片頭痛増悪因子の存在（副鼻腔炎、内分泌異常、共存症）の確認
4. トリプタンのブランド変更
5. 鎮痛薬、NSAIDsの併用

つつあるが、一部の患者では、トリプタンよりもエルゴタミンによる治療が有用なことがある。頭部の冷却や、安静、睡眠も頭痛改善の補助となる。

片頭痛発作の頻度が多い場合、急性期治療薬による治療のみでは、片頭痛による日常生活の支障、（quality of life：QOL）阻害が十分に解消できない場合には、予防療法を行う。実際的には、頭痛日数、片頭痛日数、服薬日数などにより、ケースバイケースで適用を判断する（**表22**）。予防薬には**表22**のような薬剤が用いられている。

抗てんかん薬、バルプロ酸は、片頭痛予防効果の良質なエビデンスがある。欧米ではすでに片頭痛治療薬として約20年の使用経験が蓄積されており第一選択薬のひとつである。わが国でも公知申請により保険適用が認可された。本邦では400～600 mg/日が推奨できる。バルプロ酸は妊娠中は禁忌で、妊娠可能な女性に使用する際には、投与量1000 mg以下、血中濃度70 μg/mL以下、徐放錠を用いほかの抗てんかん薬と併用しないようにする。400 μg/日の葉酸を食事ないしサプリメントから摂取するよう推奨されている。トピラマートもバルプロ酸とほぼ同等の有用性が示されている。

表22 片頭痛予防療法薬のエビデンス別一覧

有効	ある程度有効	経験的に有効	有効、副作用に注意
抗てんかん薬	抗てんかん薬	抗うつ薬	Ca拮抗剤
バルプロ酸	レベチラセタム	フルボキサミン	Flunarizine
トピラマート	ガバペンチン	イミプラミン	その他
β遮断薬	β遮断薬	ノルトリプチリン	Methysergide
プロプラノロール	アテノロール	パロキセチン	ジヒドロエルゴタミン
メトプロロール	ナドロール	スルピリド	melatonin
Timolol	抗うつ薬	トラゾドン	オランザピン
抗うつ薬	fluoxetine	ミアンセリン	
アミトリプチリン	Ca拮抗剤	デュロキセチン	
	ロメリジン	Ca拮抗剤	
	ベラパミル	ジルチアゼム	
	ARB/ACE阻害薬	ニカルジピン	
	カンデサルタン	ARB/ACE阻害薬	
	リシノプリル	エナラプリル	
	その他	オルメサルタン	
	Feverfew		
	マグネシウム製剤		
	ビタミンB₂		
	チザニジン		
	A型ボツリヌス毒素		

[日本神経学会・日本頭痛学会 監修，慢性頭痛の診療ガイドライン作成委員会 編．慢性頭痛の診療ガイドライン2013．医学書院．2013：149より改変]

β遮断薬、プロプラノロールは第一選択薬のひとつとして推奨され、20〜60 mg/日の用量が使用されている。β遮断薬は高血圧や冠動脈疾患合併例にも使用でき、かつこれらの合併症も治療できるという利点がある。プロプラノロールのほか、メトプロロール、アテノロール、ナドロールなども有用である。妊婦にやむをえず予防療法を行う場合はプロプラノロールが選択されている。公知申請により片頭痛の適用が承認された。

　Ca拮抗薬、ロメリジンは本邦で開発されたCa拮抗薬で、有用性が証明されている。片頭痛の予防薬の第一選択薬のひとつである。ベラパミルも有用性が示されている。

　三環系抗うつ薬、アミトリプチリンは片頭痛の予防に有用である。低用量（5〜10 mg/日、就寝前）から開始し、効果を確認しながら漸増する。10〜60 mg/日が推奨されている。少量からゆっくり、dose-upすることが使用のコツである。臨床的に抑うつ状態がない症例でも有効である。

　アンギオテンシン変換酵素（ACE）阻害薬、アンギオテンシンII受容体遮断薬（ARB）の片頭痛予防効果が注目されている。リシノプリルとカンデサルタンは無作為化試験により有用性のエビデンスが示されている。

　このほか、マグネシウム（Mg）、ビタミンB_2、フィーバーフュー（ナツシロギク）、西洋フキ（バターバー）は一定の予防効果が示されている。漢方薬では、片頭痛には呉茱萸湯が使用されている。

文献

1) 竹島多賀夫、神吉理枝、山下晋 他．片頭痛治療最前線．*Brain Medical*. 2012; 24(3) : 55-62.

✓ 緊張型頭痛の診断と治療

　緊張型頭痛は、締めつけるような軽度〜中等度の痛みである。通常30分から7日間程度、頭痛が続く。動作による頭痛の増悪がなく、悪心、嘔吐、光過敏、音過敏など片頭痛に特徴的な随伴症状を欠く。身体的ストレス、精神的ストレスが誘因、増悪因子となる。診断はICHD-3βにしたがって行う[1]（**表23**）。緊張型頭痛は診断基準はICHD-2からほとんど変更はない。

　頭痛の頻度（頭痛日数）により、稀発反復性、頻発反復性、慢性に分類する。

表23　#2.2　緊張型頭痛の診断基準（抜粋）

2.2　頻発反復性緊張型頭痛
診断基準：
A. 3カ月以上を超えて、平均して1カ月に1〜14日未満（年間12日以上180日未満）の頻度で発現する頭痛が10回以上あり、かつB〜Dをみたす
B. 30分〜7日間持続する
C. 以下の特徴の少なくとも2項目をみたす
　1. 両側性
　2. 性状は圧迫感または締めつけ感（非拍動性）
　3. 強さは軽度〜中等度
　4. 歩行や階段の昇降のような日常的な動作により増悪しない
D. 以下の両方をみたす
　1. 悪心や嘔吐はない
　2. 光過敏や音過敏はあってもどちらか一方のみ
E. ほかに最適なICDH-3の診断がない

2.2.1　頭蓋周囲の圧痛を伴う頻発反復性緊張型頭痛
診断基準：
A. 頭痛は、2.2「頻発反復性緊張型頭痛」の診断基準をみたす
B. 触診により頭蓋周囲の圧痛が増強する

2.2.2　頭蓋周囲の圧痛を伴わない頻発反復性緊張型頭痛
診断基準：
A. 頭痛は、2.2「頻発反復性緊張型頭痛」の診断基準をみたす
B. 触診により頭蓋周囲の圧痛が増強しない

［日本頭痛学会 訳，国際頭痛分類．第3版 beta版，医学書院，2014：23-24］

表24　#2　緊張型頭痛（tension-type headache：TTH）の分類

2.1　稀発反復性緊張型頭痛（infrequent episodic tension-type headache）
　2.1.1　頭蓋周囲の圧痛を伴う稀発反復性緊張型頭痛
　2.1.2　頭蓋周囲の圧痛を伴わない稀発反復性緊張型頭痛
2.2　頻発反復性緊張型頭痛（frequent episodic tensiontype headache）
　2.2.1　頭蓋周囲の圧痛を伴う頻発反復性緊張型頭痛
　2.2.2　頭蓋周囲の圧痛を伴わない頻発反復性緊張型頭痛
2.3　慢性緊張型頭痛（chronic tension-type headache）
　2.3.1　頭蓋周囲の圧痛を伴う慢性緊張型頭痛
　2.3.2　頭蓋周囲の圧痛を伴わない慢性緊張型頭痛
2.4　緊張型頭痛の疑い（probable tension-type headache）
　2.4.1　稀発反復性緊張型頭痛の疑い
　2.4.2　頻発反復性緊張型頭痛の疑い
　2.4.3　慢性緊張型頭痛の疑い

（注）以前に使用された用語（抜粋）：緊張性頭痛、筋収縮性頭痛、ストレス頭痛、本態性頭痛、特発性頭痛、心因性頭痛（著者注：これらの頭痛病名が日常診療、保険診療（適応症）では緊張型頭痛と同義語として使用されている）。
［日本頭痛学会 訳，国際頭痛分類．第3版 beta版，医学書院，2014］

各々頭蓋周囲の圧痛を伴うものと伴わないものに細分類される（**表24**）。緊張型頭痛は一次性頭痛のなかでもっとも一般的なタイプの頭痛である。一般集団に

おける年間有病率は約20〜30％、生涯有病率は30〜78％とされている。稀発反復性緊張型頭痛は、身体的あるいは精神的ストレスに対する反応として誰にでもおこりうる現象である。通常治療介入は不要で、必要があれば鎮痛薬が有効である。一方、慢性緊張型頭痛はQOLを大きく低下させ、高度の障害をひきおこす深刻な疾患であり、神経生物学的な異常を伴う病態が存在する。

頻発反復性緊張型頭痛で、頭痛の持続時間が数時間以上あれば、鎮痛薬やNSAIDsを使用する。エチゾラムなどベンゾジアゼピン系薬剤の連用は避けるほうがよいが、頓用でNSAIDsと併用すると効果が高まる。

反復性でも頭痛日数が月に10日以上ある場合、慢性緊張型頭痛では、予防療法を行う。

三環系抗うつ薬、アミトリプチリン（トリプタノール®）の有効性には良質のエビデンスがある。ただし認容性が悪く、口渇、眠気、脱力などがおこりやすい。このため、少量から開始し、ゆっくり漸増する。0.5錠（5 mg）程度から開始することもある。症例によっては高用量を用いることがあるが、60 mg以上使用する場合には、心毒性に注意する。イミプラミン（トフラニール®）、クロプラミン（アナフラニール®）もほぼ同様の効果が期待できる。四環系抗うつ薬マプロチリン（ルジオミール®）も一定の効果が期待できる。SSRI（パロキセチン［パキシル®］、セルトラリン［ジェイゾロフト®］）、SNRI（ミルナシプラン［トレドミン®］、デュロキセチン［サインバルタ®］）、NaSSA（ミルタザピン［レメロン®］）など新しい抗うつ薬は、忍容性にすぐれており三環系抗うつ薬の代替として使用されているが、有効性のエビデンスはまだ不十分である。いずれの抗うつ薬も緊張型頭痛の保険適用は未承認である。

長時間の同一姿勢の保持や筋緊張が、頭痛の誘因になることがある。このため適切に筋緊張をほぐす認知行動療法や、バイオフィードバック療法、運動療法も行われている。自律訓練法は全身の筋緊張を解く訓練であり、漸進的筋弛緩法は、筋を緊張させた後にリラックスさせる訓練を行う。筋電図による筋収縮をモニターしながらこれらの訓練を行うバイオフィードバックが有用である。頭痛体操は副作用が皆無で、低コストかつ簡便な治療法である。頭部と頸部を支えている筋肉のストレッチにより頭痛を緩和する方法が推奨されている[2]。

文献

1) ICHD-3β.
2) 日本神経学会・日本頭痛学会 監修，慢性頭痛の診療ガイドライン作成委員会 編．慢性頭痛の診療ガイドライン2013．医学書院．2013.

✔ 群発頭痛の診断と治療

　群発頭痛（cluster headache）は，厳密に一側性の重度の頭痛発作が眼窩部、眼窩上部、側頭部のいずれか1つ以上の部位に発現し、15〜180分間持続する。夜間、早朝、睡眠中に頭痛発作がおこることが多い。発作頻度は1回/2日〜8回/日である。発作時には同側に、結膜充血、流涙、鼻閉、鼻漏、前頭部および顔面の発汗、縮瞳、眼瞼下垂、眼瞼浮腫などの自律神経症状を伴う。多くの患者は発作中に落ち着きのなさや興奮した様子がみられる。群発頭痛は若年男性に多いが、最近の統計では女性の群発頭痛患者がふえてきている。

表25 #3.1 群発頭痛の診断基準

3.1	群発頭痛
A.	B〜Dを満たす発作が5回以上ある
B.	未治療の場合、重度〜極めて重度の一側の痛みが眼窩部、眼窩上部または側頭部のいずれか1つ以上の部位に15〜180分間持続する
C.	以下の1項目以上を認める 1. 頭痛と同側に少なくとも以下の症状あるいは徴候の1項目を伴う 　a）結膜充血または流涙（あるいはその両方） 　b）鼻閉または鼻漏（あるいはその両方） 　c）眼瞼浮腫 　d）前額部および顔面の発汗 　e）前頭部および顔面の紅潮 　f）耳閉感 　g）縮瞳または眼瞼下垂（あるいはその両方） 2. 落ち着きのない、あるいは興奮した様子
D.	発作時期の半分以上においては、発作の頻度は1回/2日〜8回/日である
E.	他に最適な ICHD-3 の診断がない
3.1.1	反復性群発頭痛
診断基準：	
A.	#3.1「群発頭痛」の診断基準をみたす発作があり、発作期（群発期）が認められる
B.	未治療の場合7日から1年間続く群発期が、1ヵ月以上の寛解期をはさんで2回以上ある
3.1.2	慢性群発頭痛
診断基準：	
A.	#3.1「群発頭痛」の診断基準を満たす発作があり、下記の診断基準Bをみたす
B.	1年間以上発作がくり返され、寛解期がないか、または寛解期があっても1か月未満である

［日本頭痛学会 訳，国際頭痛分類．第3版 beta版，医学書院，2014：29-30］

ICHD-2の診断基準を表25に示した。頭痛発作は、夜間、早朝におこりやすいが、日中にもおこる。一定期間、頭痛発作が群発することから群発頭痛名称が用いられているが、現在では頭痛の特徴が重視されており、1年以上寛解期がない慢性群発頭痛も定義されている[1]。

　群発頭痛の発作時にはスマトリプタンの皮下注が有効である。注射後約10分で頭痛が軽減する。正しく診断された群発頭痛患者に、適正に使用すれば、ほぼ100％近い有効率が得られる。在宅自己注射が認可されており、多く患者に福音となっている。スマトリプタンの点鼻も有効である。トリプタンの経口錠は注射薬のような即効性がない。このため、頭痛発作の持続が2〜3時間の症例では一定の効果が期待できるが、持続が1時間以内の患者ではメリットが乏しい。

　発作時には、純酸素の吸入（マスクで7〜10 L/分、15分）が有効である。群発期の予防療法として高用量のベラパミル（240〜360 mg/日）が国際的に標準治療として用いられている。高用量を用いる際には、徐脈、心抑制、便秘、イレウスに注意する。副腎皮質ホルモンは有効で即効性が期待できるが、群発期を通

Column 20　三叉神経自律神経性頭痛（trigeminal autonomic cephalalgia：TAC）

群発頭痛は、三叉神経領域の痛みと副交感神経系の活性化に由来する自律神経症状により特徴づけられる疾患であることから、三叉神経自律神経性頭痛（TAC）の名称が用いられている。TACには群発頭痛のほか慢性発作性片側頭痛（CPH）と結膜充血および流涙を伴う短時間持続性片側神経痛様頭痛発作（SUNCT）が含まれる。CPHは発作持続時間が2〜30分と短いこと、発作頻度が多いこと、インドメタシンに完全に反応し頭痛が消失することが特徴である。SUNCTは持続が5〜240秒とさらに短い。きわめて難治性の頭痛である。持続性片側頭痛（HC）はICHD-2では、その他の一次性頭痛に分類されていたが、ICHD-3βではTACに含められた。インドメタシンに完全に反応する。SUNCTと同様の神経痛様頭痛であるが、結膜充血と流涙のいずれかしか含まないケースや、結膜充血、流涙以外の自律神経症状のみのケースが頭部自律神経症状を伴う短時間持続性片側神経痛様頭痛（SUNA）で、ICHD-3βではTACのサブフォームとして掲載された。

して連用すると副作用も無視できないことが多い。ベラパミルの効果が発揮されはじめるまでの、治療開始2週程度の使用に留めるのが安全である。プレドニゾロン、40〜50 mg/日（分2）を1週間、その後、1週で漸減中止する。バルプロ酸やガバペンチン、トピラマートも使用されることがある。慢性群発頭痛にはリチウムが有効な例がある。わが国ではベラパミル、プレドニゾロンは群発頭痛の保健適用はないが、「厚労省医療課長通知」（平成23年9月28日）により、適応外使用が認められている。

文献
1) 竹島多賀夫、菊井祥二．頭痛の成因と治療-群発頭痛．*Bio Clinica*. 2012; 27(12): 1103-1119.

✓ 薬剤の使用過多による頭痛（薬物乱用頭痛）

　薬剤の使用過多による頭痛（薬物乱用頭痛、medication overuse headache：MOH）は一次性頭痛、とくに片頭痛患者が急性期治療薬を乱用した場合に発症する連日性頭痛である。反復性の頭痛をもつ患者がひどい頭痛発作を恐れるあまり、鎮痛薬などの急性期治療薬を過剰に服用することにより、脳の感作現象が惹起され頭痛をおこしやすくなった状態である。急性期治療薬の効果は短時間かつ限定的となる。

　一般集団におけるMOHの有病率は、約1.5％で、女性に多い。頭痛専門クリニック受診患者のMOH有病率は高く、米国では50〜80％にのぼる。小児や若年者の鎮痛薬乱用、MOHも問題として認識されてきている。MOHの発生機序は未解明の点が多いが、片頭痛発作中の中枢感作過程と同様のプロセスが慢性的におこるとされている。また、薬物使用により頭痛が消失するという体験が陽性条件付けの心理的因子となってMOHに進展する。

　頭痛の重症度や部位、タイプはさまざまであるが、ほぼ連日性に頭痛がおこる。悪心、無力感、不穏状態、不安、集中力低下、健忘、易刺激性を伴いやすく、しばしば、精神活動や運動によって誘発される。起床時から頭痛が出現することが多く、急性期治療薬の効果は短時間で限定的である。原因薬剤ごとの特異的な頭痛パターンは存在しない。

　国際頭痛学会の診断基準に沿って診断するが、多くの論争があり、診断基準の

表26 #8.2「薬剤の使用過多による頭痛（薬物乱用頭痛、MOH）」の診断基準とサブフォーム

A. 以前から頭痛疾患を持つ患者において、頭痛は1か月に15日以上存在する
B. 1種類以上の急性期または対症的頭痛治療薬を3か月を超えて定期的に乱用している
C. 他に最適なICHD-3の診断がない

8.2.1　エルゴタミン乱用頭痛
A. 頭痛は#8.2「薬剤の使用過多による頭痛（薬物乱用頭痛）」の診断基準をみたす
B. 3か月を超えて、1か月に10日以上、定期的にエルゴタミンを摂取している

8.2.2　トリプタン乱用頭痛
A. 頭痛は#8.2「薬剤の使用過多による頭痛（薬物乱用頭痛）」の診断基準をみたす
B. 3か月以上を超えて、1か月に10日以上、定期的に1つ以上のトリプタン(注1)を摂取している（剤型は問わない）

8.2.3　単純鎮痛薬乱用頭痛
8.2.3.1　パラセタモール（アセトアミノフェン）乱用頭痛
A. 頭痛は#8.2「薬剤の使用過多による頭痛（薬物乱用頭痛）」の診断基準をみたす
B. 3か月を超えて、1か月に15日以上定期的にパラセタモール（アセトアミノフェン）を摂取している

8.2.3.2　アセチルサリチル酸乱用頭痛
A. 頭痛は#8.2「薬剤の使用過多による頭痛（薬物乱用頭痛）」の診断基準をみたす
B. 3か月を超えて、1か月に15日以上定期的にアセチルサリチル酸を摂取している

8.2.3.3　他の非ステロイド性抗炎症薬（NSAIDs）乱用頭痛
A. 頭痛は#8.2「薬剤の使用過多による頭痛（薬物乱用頭痛）」の診断基準をみたす
B. 3か月を超えて、1か月に15日以上定期的に1つ以上のアセチルサリチル酸以外の非ステロイド性抗炎症薬（NSAIDs）を摂取している

8.2.4　オピオイド乱用頭痛
1. 頭痛は#8.2「薬剤の使用過多による頭痛（薬物乱用頭痛）」の診断基準をみたす
2. 3か月を超えて、1か月に10日以上定期的に1つ以上のオピオイド(注1)を摂取している

8.2.5　複合鎮痛薬乱用(注1)頭痛
A. 頭痛は#8.2「薬剤の使用過多による頭痛（薬物乱用頭痛）」の診断基準をみたす
B. 3か月を超えて、1か月に10日以上定期的に1つ以上の複合鎮痛薬(注1, 2)を摂取している

8.2.6　単独では乱用に該当しない複数医薬品による薬物乱用頭痛
A. #8.2「薬剤の使用過多による頭痛（薬物乱用頭痛）」
B. 3か月を超えて、定期的に1か月に合計して10日以上、単独では乱用の基準に該当しないが、エルゴタミン、トリプタン、単純鎮痛薬、非ステロイド性抗炎症薬（NSAIDs）またはオピオイド（あるいはその両方）の複数薬物を摂取している

8.2.7　乱用内容不明な複数医薬品による薬物乱用頭痛
A. 頭痛は#8.2「薬物乱用頭痛」の診断基準をみたす
B. 以下の両方をみたす
　1. 3か月を超えて、定期的に1か月に10日以上、エルゴタミン、トリプタン、単純鎮痛薬、非ステロイド性抗炎症薬（NSAIDs）またはオピオイド（あるいはその両方）の複数薬剤を摂取している
　2. 薬剤の名前、量、または乱用の日数のいずれか1つ以上、確実に同定できない

8.2.8　その他の治療薬による薬物乱用頭痛
A. 頭痛は#8.2「薬物乱用頭痛」の診断基準をみたす
B. 3か月を超えて、1か月に10日以上、上記以外の1つ以上の急性期または対症的頭痛治療薬を定期的に乱用している

［日本頭痛学会 訳，国際頭痛分類．第3版beta版，医学書院，2014：107-109］

改訂が繰り返された。2006年に国際頭痛学会頭痛分類委員会から、慢性片頭痛（chronic migraine：CM）とMOHの概念を拡張する新しい基準が付録として公表された[1]。2006年版付録基準では薬物乱用があり、この時期に頭痛が増悪していれば診断できることとし、中止による頭痛の改善を要件としないことがポイントである。2013年に公開されたICHD-3βでは2006年の付録診断基準をベースにしたものが本則に採用されている（**表26**）。

　MOH治療には乱用薬剤の中止と離脱性（反跳性）頭痛への対処を中心に多面的アプローチが必要で、予防薬の投与が必要である。MOH患者の脳は感作され、疼痛閾値が低下しているため、急性期治療薬への反応性が乏しく、予防薬も効果が発揮されにくい。乱用薬物の中止により、薬剤への反応性を回復させることが重要である。乱用薬物の中止後の救済的治療には、神経遮断薬、ステロイド、乱用歴のないNSAIDsなどが用いられる。さらに、頭痛ダイアリーなどによる薬剤使用の頻度の記録が必須である。予防薬にはアミトリプチリンやバルプロ酸がよく使われる。トピラマートが小児の慢性連日性頭痛に有用であったとの報告がある。専門医の多くが経口ステロイドを短期間使用しているが、有効性を疑問視する報告もある。乱用薬物にオピオイドやバルビタールが含まれておらず、精神疾患の共存もない例など、病態を説明し、薬物中止の指示により比較的容易に離脱できる単純なMOH症例と、あらゆる試みに抵抗性で難治のMOHの症例がある。MOH患者の31％は治療後6ヵ月以内に再発し、1年以内41％、4年後には45％が再発したと報告されている。原因薬剤別にみると、トリプタン乱用患者の再発率は21％で、鎮痛薬乱用群の71％より低い傾向がある[2]。

　患者が市販の鎮痛薬、頭痛薬を乱用しているケースが多いが、患者の求めに応じて、過剰な急性期治療薬の処方が漫然となされている例や、適切な予防薬を使用せずに急性期治療薬のみの治療を行っているケースもあるので注意が必要である。MOHはなによりも予防が重要で、反復性の片頭痛の治療に際し、適切な予防薬を使用して、無理な我慢はしなくとも、急性期治療薬の使用は月に10日以内（10回ではなく10日！　重度発作で同日に複数回使用しても1日と数える）に収まるようにコントロールすることが肝要である。一次性頭痛が無い者は、鎮痛薬を連用しても通常頭痛は発現しない。一方、片頭痛患者は頭痛以外の疼痛処置のために鎮痛薬を連用した場合でもMOHをおこしうるので注意を要する。

　頭蓋内病変など二次性頭痛のために鎮痛薬を過剰使用している場合や、片頭痛が副鼻腔炎などの増悪因子によって重症化している場合など、結果的に薬物乱用

状態となっていることがある。この場合には急性期治療薬を中止しても頭痛は軽減しない。適正な診断に基づいた対処が必要である。鑑別診断には頭痛と薬物過剰使用の経緯に関する問診を行い、神経所見を評価した上で、脳MRIなどの画像検査や血液検査、髄液検査を実施する。慢性硬膜下血腫や静脈洞血栓症のほか、副鼻腔、下垂体、トルコ鞍近傍、海綿静脈洞、頭蓋底、眼窩、中耳、顎、歯の病変にも注意する。

文献
1) 竹島多賀夫，間中信也，五十嵐久佳，平田幸一，坂井文彦，日本頭痛学会・新国際頭痛分類普及委員会．慢性片頭痛と薬物乱用頭痛の付録診断基準の追加について．日本頭痛学会誌．2007; 34(2): 192-193.
2) 竹島多賀夫．薬物乱用頭痛，慢性連日性頭痛（慢性片頭痛，変容片頭痛，慢性緊張型頭痛）．鈴木則宏 編．頭痛診療ハンドブック．中外医学社．2009: 200-224.

頭頸部神経痛、顔面痛

頭頸部神経痛、顔面痛も頭痛外来で扱うことが多い。顔面痛は三叉神経痛が多い。舌咽神経痛（舌後部、扁桃窩、咽頭、下顎角直下、耳）、中間神経痛（耳深部）、後頭神経痛（後頭部、耳介後部）などにも注意が必要である。いずれの神経痛もヘルペス感染で発症しうる。ヘルペス感染後に難治性の神経痛をきたすこともある。皮疹が明瞭でないケースもあるので注意を要する。

■ 三叉神経痛（trigeminal neuralgia）

三叉神経痛は、短時間の電撃痛が、突然発現し、突然終了する。一側の三叉神経枝の支配領域の1つまたはそれ以上の部位に限局して生じる。洗顔、髭剃り、喫煙、会話や歯磨きなどの些細な刺激がトリガーとなって誘発される。トリガー刺激がない発作もある。誘発部位（トリガー域）は、しばしば、鼻唇溝、オトガイ領域に存在する。痛みをくり返す発作期間はさまざまであるが、ある時期がくれば自然に緩解する。典型的（特発性）三叉神経痛と症候性三叉神経痛（有痛性三叉神経ニューロパチー）に大別される。典型的三叉神経痛では多くの場合、蛇行した血管による三叉神経の圧迫が認められる。帯状疱疹や腫瘍など、血管圧迫以外の原因による三叉神経痛を症候性三叉神経痛とする。

診断はICHD-3βの診断基準に沿って行う（**表27**）。第2枝（上顎神経）領域

表27 #13.1.1　典型的三叉神経痛の診断基準

A.	BとCを満たす片側顔面痛発作が3回以上ある
B.	三叉神経枝の支配領域（2枝領域以上に及ぶことあり）に生じ、三叉神経領域を超えて広がらない痛み
C.	痛みは以下の4つの特徴のうち少なくとも3つの特徴をもつ 1. 数分の1秒～2分間持続する発作性の痛みを繰り返す 2. 激痛 3. 電気ショックのような、ズキンとするような、突き刺すような、あるいは、鋭いと表現される痛みの性質 4. 患側の顔面への非進入害刺激により突発する
D.	臨床的に明白な神経障害は存在しない
E.	ほかに最適なICHD-3の診断がない

［日本頭痛学会 訳, 国際頭痛分類. 第3版beta版, 医学書院, 2014：155］

の罹患が約38％と一番多い。症候性三叉神経痛では、感覚鈍麻や異常感覚を伴うことが多い。

　カルバマゼピンが第一選択薬である。100～150 mg/日程度から十分な効果が得られるまで漸増する。維持量は通常200～400 mg/日で、最高1200 mgまでとする。薬疹に注意する。ほかの抗てんかん薬ではフェニトイン（100～200 mg）、バルプロ酸（400～600 mg）、クロナゼパム、ガバペンチン、プレガバリン、トピラマートなどが用いられる。バクロフェンもよく使用されている。薬物療法で十分な治療効果が得られない場合は、神経ブロック、微小血管減圧術、γナイフ治療も検討される。

■ 舌咽神経痛（glossopharyngeal neuralgia）

　耳、舌基底部、扁桃窩、下顎角直下の激烈な一過性刺痛がおこる。舌咽神経のみならず迷走神経の耳介枝、咽頭枝の支配領域にも痛みを感じる。嚥下、会話、咳などにより誘発される。

■ 中間神経痛（nervus intermedius neuralgia）

　耳道深部の短時間の痛み発作で、耳道後壁にトリガー域が存在する。ときに流涙、唾液過多、味覚障害などを伴う。ヘルペスとの関連性がよく知られており、ヘルペス疹のある顔面神経麻痺（Ramsay-Hunt症候群）の耳道痛は二次性中間神経痛である。一部の患者では舌咽神経痛の異型として耳痛が出現する。

■ 上喉頭神経痛（superior laryngeal neuralgia）

嚥下、叫び、頭部回転などにより咽喉外側面、下顎骨下領域、耳直下に激烈な痛みが生じる。

■ 鼻毛様体神経痛（nasociliary neuralgia）

一側の外鼻孔外面に触れると乱刺痛が生じ内側前方領域へ放散する。シャルラン神経痛（Charlin's neuralgia）と記載されることもある。鼻毛様体神経ブロックや切断あるいは罹患側外鼻孔へのコカイン投与により痛みが消失する。

■ 眼窩上神経痛（supraorbital neuralgia）

眼窩上切痕部および額内側面に生じる痛みを特徴とする珍しい神経痛。圧痛が眼窩上切痕部の神経上にあり、局所麻酔薬による眼窩上神経ブロックか神経切断により痛みが消失する。

■ 後頭神経痛（occipital neuralgia）

大後頭神経、小後頭神経、第3後頭神経の支配領域に生じる発作性の突き刺すような痛みが出現する。ときに罹患領域の感覚鈍麻、異常感覚を伴う。罹患神経上に圧痛を伴うことが多い。局所麻酔薬を用いた神経ブロックにより痛みは一時

Memo 15　眼筋麻痺性片頭痛（ophthalmoplegic migraine）

眼筋麻痺性片頭痛とは、動眼神経、滑車神経、外転神経のうち、1本以上の障害による眼球運動麻痺を伴う片頭痛の特徴を有した再発性頭痛発作で、脳MRIで罹患神経以外には頭蓋内病変を認めないものである。歴史的には片頭痛の特殊なタイプとされていたが、最近の研究では再発性脱髄性神経障害であり、片頭痛とは病態が異なると考えられている。ICHD-2では「眼筋麻痺性'片頭痛'」と、片頭痛の用語は残すものの片頭痛に引用符がつけられていた。ICHD-3βでは'片頭痛'を排し、再発性有痛性眼筋麻痺性ニューロパチー（recurrent painful ophthalmoplegic neuropathy）と記載されている。頭痛はしばしば1週間以上持続する。頭痛発現から眼筋麻痺発現までに最大4日のラグがある。比較的稀な病態で、再発性であるが通常予後は良好である。

Memo 16　Valleix（バレー）の圧痛点

　神経痛の原因神経枝が骨孔より出る部位の神経の直上を圧迫して圧痛を感じる部位で、神経痛の診断に利用される。三叉神経痛の Valleix の3圧痛点は、眼窩上孔、眼窩下孔、オトガイ孔（図）。大後頭神経痛では、外後頭隆起の2〜3cm 外側、小後頭神経痛、大耳介神経痛では、胸鎖乳突筋、僧帽筋の付着部と乳様突起の上（外後頭隆起の5cm 外側やや下方）。

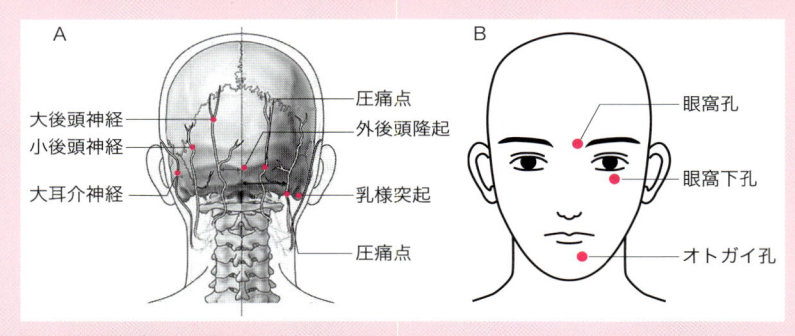

図　後頭神経痛と三叉神経の圧痛点
[A：Vanelderen P, Lataster A, Levy R, et al. 8. Occipital neuralgia. *Pain Pract*.2010; 10(2): 137-144, Fig 2 (p.142)]

的に軽減する。カルバマゼピンやプレガバリンが奏功する。緊張型頭痛に伴って出現することも少なくない（Memo 16 の図）。

文献
1) 竹島多賀夫，今村恵子，中島健二．【脳神経とその疾患】脳神経障害による特徴的症候群 顔面痛症候群．*Clinical Neuroscience*. 2007; 25(9): 1036-1040.

✓ 二次性頭痛の診断のポイント

　二次性頭痛（secondary headache）は、『国際頭痛分類 第3版 beta 版』（ICHD-3β）では第5章から12章にコードされている（**表28**）。二次性頭痛の原因は多

表28　第2部：二次性頭痛の分類

5.	頭頸部外傷・傷害による頭痛
6.	頭頸部血管障害による頭痛
7.	非血管性頭蓋内疾患による頭痛
8.	物質またはその離脱による頭痛
9.	感染症による頭痛
10.	ホメオスターシスの障害による頭痛
11.	頭蓋骨、頸、眼、耳、鼻、副鼻腔、歯、口あるいはその他の顔面・頭蓋の構成組織の障害に起因する頭痛あるいは顔面痛
12.	精神疾患による頭痛

（注）1～4は一次性頭痛に割り振られており、二次性頭痛は5から始まる。
[日本頭痛学会 訳，国際頭痛分類．第3版 beta 版，医学書院，2014]

表29　二次性頭痛を疑う警告症状

頭痛の警告症状	鑑別すべき疾患	検査項目等
50歳以上に初発した頭痛	側頭動脈園	血沈、神経画像検査
突発した頭痛	SAH、下垂体卒中、腫瘍・AVMへの出血、占拠性病変（特に後頭蓋窩）	神経画像検査 髄液検査
憎悪傾向の頭痛	占拠性病変、SDH 薬剤過剰使用	神経画像検査 薬剤スクリーニング
胆癌患者、HIV陽性者に新規に発症した頭痛	髄膜炎（慢性、癌性）、脳腫瘍、転移性脳腫瘍	神経画像検査 髄液検査
全心疾患（症候）を伴う頭痛（発熱、項部硬直、発疹）	髄膜炎、脳炎、ライム病、全身感染症、膠原病	神経画像検査 髄液検査、血液検査
局在神経徴候や疾患の症候（典型的前兆はのぞく）	占拠性病変、AVM、脳卒中、膠原病・血管疾患	神経画像検査 膠原病、血管評価
うっ血乳頭	占拠性病変、偽性脳腫瘍、髄膜炎	神経画像検査 髄液検査

（注）SAH：くも膜下出血、SDH：硬膜下血腫、AVM：動静脈奇形。
[Silberstein SD, Lipton RB, Dalessio DJ, ed.,"Wolff's Headache and other Head Pain 7th ed", Oxford University Press. 2001, Table2-7（p.20）]

種多様であり、生命の危険も存在するため注意深い診察が必要である。「一次性頭痛か、二次性頭痛か、またはその両方か」、このフレーズは国際頭痛分類と診断基準のなかでくり返し論じられており、頭痛診断の核心でもある。

　緊急性の高い二次性頭痛の代表的疾患は、くも膜下出血である。このほか、頭蓋内出血、脳梗塞、髄膜炎、脳炎、緑内障などがある。二次性頭痛を疑うポイントは「いつもと様子の違う頭痛」、「経験したことのない頭痛」、「悪化傾向の頭痛」、「突発性の頭痛」などである。**表29**に危険な二次性頭痛を診断するためのポイントを示した。当然のことながら、片頭痛患者がくも膜下出血を発症しないということはない。一次性頭痛の患者が二次性頭痛をきたす疾患に罹患した際に、

患者も医師も「いつもの頭痛」と診断が遅れることのないように注意する必要がある。患者が「いつもと違う」と訴えた場合には、① 患者の訴えに耳を傾け、② 神経学的な診察と評価を行い、③ 適切な画像検査、血液検査、髄液検査、脳波などを選択して実施することが肝要である。急性頭痛、亜急性頭痛の患者の場合、くも膜下出血、髄膜炎、静脈洞血栓症、側頭動脈炎（巨細胞性動脈炎）、眼科・耳鼻科疾患を考慮して検索すると、これ以下の二次性頭痛であっても、大部分を見出すことができる。

慢性期に注意すべき二次性頭痛もある。進行性の二次性頭痛は脳腫瘍など頭蓋内圧が亢進する疾患が代表的であるが、片頭痛や緊張型頭痛など一次性頭痛がない患者では、腫瘍がかなり大きくならないと頭痛がおこらない。一方、一次性頭痛がある患者では軽微な頭蓋内の病変でも頭痛がおこりやすいと考えられている。したがって、元来頭痛がない患者が頭痛を主訴で受診した場合は、頭蓋内占拠性病変があればまず発見されるが、一次性頭痛がある患者では初回の画像診断では発見が困難な場合もある。このことを念頭において、一次性頭痛として経過をみている患者でも、頭痛の性状が変化したり、増悪したりする場合、頭痛が治療に反応しない場合にはあらためて、二次性頭痛の検索を行うべきである。下垂体部腫瘍を含む頭蓋内占拠性病変のほか、慢性硬膜下血腫、静脈洞血栓症、慢性副鼻腔炎にも注意する。

ICHD-2 では、二次性頭痛の診断確定には原疾患の治療、軽減による頭痛の改善を要件としていたが、頭痛の原因となる疾患が治療できない場合や改善しない場合には診断が確定できないという問題があった。ICHD-3β では、原疾患の治療による頭痛の改善を必須とせず、原疾患と頭痛の関連を合理的に推定できれば可としている（115 ページ Memo 12 の表 B）。

文献
1) 竹島多賀夫，神吉理枝，山下晋．二次性頭痛診断のコツ．治療．2011; 93(7): 1544-1549.

Column 21　慢性頭痛の患者の画像診断

　病歴や神経学的診察により、二次性頭痛の可能性が乏しく、片頭痛や緊張型頭痛として矛盾しない場合には、欧米ではかならずしも脳画像検査を実施する必要はないと考えられている。わが国では、CT、MRI 機器が普及していることもあり、大多数の症例で画像検査が実施されているのが現状である。一次性頭痛における脳画像検査の異常発見率は低く、治療方針決定に影響をおよぼすことも少ないが、偶発的に所見がみつかる場合や、画像検査で異常がないことを確認することで、患者が安心することといった効果はある。以下のような場合には、画像検査が必要である。

1）頭痛の特徴と時間経過から
（ア）はじめて、もしくは人生最悪の頭痛
（イ）頭痛の程度や頻度が亜急性に増加、増悪
（ウ）進行性の頭痛、新規発症の持続性頭痛
（エ）突発した強い頭痛
（オ）慢性連日性頭痛
（カ）つねに同一側の頭痛
（キ）治療に反応しない頭痛

2）患者背景から
（ア）担癌患者、HIV 陽性患者に新しく発症した頭痛
（イ）50 歳以降にはじめておこった頭痛
（ウ）頭痛にけいれん発作を伴う患者

3）随伴症状や徴候
（ア）発熱、項部硬直、悪心、嘔吐を伴う頭痛
（イ）典型的片頭痛前兆以外の、局在神経徴候を伴う頭痛
（ウ）うっ血乳頭、認知機能障害、人格変化を伴う頭痛

文献
1) Evans RW. Diagnostic testing for migraine and other primary headaches. *Neurol Clin*. 2009; 27(2): 393-415.
2) 竹島多賀夫．デキる医師の紹介・逆紹介スキル 99 神経、紹介：頭痛・片頭痛．治療（増刊号）．2010; 92: 1029-1034.

Memo 17　頸性頭痛と頸原性頭痛

　頸性頭痛は肩こりや頸椎の異常を伴う頭痛で広く日常臨床で用いられているが、ICHD-3βで定義されている頸原性頭痛は、一般に用いられている頸性頭痛よりも狭い範囲に限定されている。頸部筋膜圧痛点に由来する頭痛は緊張型頭痛としてコードすることになっている。

文献
1) 竹島多賀夫, 今村恵子, 中島健二.【稀な脊椎・脊髄症候】頸部疾患による頭痛. 脊椎脊髄ジャーナル. 2007; 20(6): 703-708.

表　#11.2.1　頸原性頭痛の診断基準

A.	頭痛は C をみたす
B.	臨床上、臨床検査上または画像所見上のいずれか1つ以上で確認された頸椎あるいは頸部軟部組織の疾患あるいは病変で、頭痛を引き起こす可能性が既知であるもの
C.	原因となる証拠として、以下のうち少なくとも2項目が示されている 1. 頭痛は頸部疾患の発症あるいは病変の発現と時期的に一致しておきた 2. 頭痛は頸部疾患あるいは頸部病変の改善あるいは消失と並行して有意に改善あるいは消失した 3. 頸部関節可動域が制限され、頭痛は刺激運動によって有意に悪化する 4. 頭痛は頸部構造またはその神経支配を診断的に遮断すると消失する
D.	他に最適な ICHD-3 の診断がない

[日本頭痛学会 訳, 国際頭痛分類, 第3版 beta 版, 医学書院, 2014：138]

索引

欧数字

3D-CT アンギオ ……………………… 105

β ブロッカー ……………………… 21, 32, 71
bath-related headache ……………………… 31
BPAS 撮影 ……………………… 16
BRH ……………………… 31
Brudzinski 徴候 ……………………… 106

CADASIL ……………………… 89, 105
CDH ……………………… 94
cerebral autosomal dominant arteriopathy with subcortical infarcts and leukoencephalopathy
……………………… 89, 105
Charlin 症候群 ……………………… 44
chronic daily headache ……………………… 94
chronic migraine ……………………… 94
chronic paroxysmal hemicrania ……………………… 46
chronification ……………………… 94
cluster headache ……………………… 130
CM ……………………… 94
cortical spreading depression ……………………… 87, 121
CPH ……………………… 46, 87, 121
crown-dens 症候群 ……………………… 43
CT 検査 ……………………… 14

Eagle 症候群 ……………………… 45
early intervention ……………………… 68

FHM1 ……………………… 89
FHM2 ……………………… 89
FHM3 ……………………… 89

FRAIR 像 ……………………… 14
glossopharyngeal neuralgia ……………………… 136
Gradenigo 症候群 ……………………… 44

headache alert ……………………… 52
hereditary haemorrhagic telangiectasia ……………………… 89
HHT ……………………… 89

icepick pains ……………………… 34
ICHD-3 β ……………………… 117
intractable headache ……………………… 96

jabs and jolts ……………………… 34

Kernig 徴候 ……………………… 106

medication overuse headache ……………………… 37, 94
MELAS ……………………… 105
menstruallyrelated migraine ……………………… 65
MERRF ……………………… 89
MetS ……………………… 67
migrainous vertigo ……………………… 98
MOH ……………………… 37, 94
　　——からの離脱 ……………………… 40
Monbrun-Benisty 症候群 ……………………… 45
MR venography ……………………… 64
MR アンギオグラフィー ……………………… 103
MRA ……………………… 35
MRI ……………………… 35
MRM ……………………… 65

nasociliary neuralgia ……………………… 137
NaSSA ……………………… 72

NDPH ·· 101
nervus intermedius neuralgia ···························· 136
noradrenergic and specific serotonergic
　　antidepressant ·· 72
NSAIDs ··· 15, 18, 20, 36

occipital neuralgia ·· 137
OCMM ··· 65
ophthalmoplegic migraine ································ 137
oral contraceptiveinduced menstrual migraine
　··· 65
OTC 頭痛薬 ··· 3

PAG ·· 86
post-menopausal migraine ································· 28

QOL ·· 126, 129
　　――の改善 ·· 65

Raeder 症候群 ··· 44
retinal vasculopathy with cerebral
　　leukodystrophy ··· 89
RVCL ··· 89

SAH ··· 54
secondary headache ·· 138
selective serotonin reuptake inhibitor ················ 72
serotonin & norepinephrine reuptake
　　inhibitor ··· 72
Sluder 翼口蓋神経痛 ·· 44
SNRI ·· 72
sphenopalatine neuralgia ··································· 44
SSRI ··· 40, 72
subarachnoid hemorrhage ································· 54
superior laryngeal neuralgia ···························· 136
supraorbital neuralgia ······································ 137

T2* 像 ··· 14
TAC ··· 45

TM ··· 94
transformed migraine ·· 94
trigeminal autonomic cephalalgia ····················· 46
trigemino-cervical complex ······························· 90
Trigemino-vascular theory ························ 86, 120
type-I MOH ··· 40
type-II MOH ·· 40

Vail's Vidian 神経痛 ··· 44
vestibular migraine ·· 98

あ行

アーテン®が効く頭痛 ·· 32
アイスピック頭痛 ··· 34
朝から起こる頭痛 ··· 30
アスピリン ·· 20
アセトアミノフェン ·································· 20, 72
アミトリプチリン
　················· 8, 9, 12, 18, 21, 28, 31, 40, 66, 72, 93
　　――の予防的連用 ·· 36

胃薬 ··· 73
依存性 ··· 8
一次性咳嗽性頭痛 ·· 100
一次性頭痛 ··· 100
一次性頭痛か、二次性頭痛か、あるいはその両
　　方か？ ·· 61
一次性穿刺様頭痛 ·· 101
　　――の診断基準［ICHD-3 β］ ···················· 34
一次性雷鳴頭痛 ·· 100
一次性運動時頭痛 ·· 100
異痛症 ··· 68
一側の眼周囲から前側頭部の激しい頭痛 ········ 10
いつもと違う頭痛 ······································ 13, 139
遺伝性出血性毛細血管拡張症 ·························· 89
イブプロフェン ··· 72
咽頭後方腱炎による頭痛 ································ 108
インドメタシン ····································· 26, 29, 47, 72

インドメタシン反応性頭痛……………26, 45, 47
インドメタシンファルネシル……………47

運動療法……………129

エチゾラム……………8
エトドラク……………73
エルゴタミン……………20, 96
エレトリプタン……………10, 69

オトガイ孔……………138
オピオイドからの離脱……………41
オピオイド乱用頭痛……………39

か行

下垂体卒中……………105
画像診断……………141
家族性片麻痺性片頭痛……………89
ガバペンチン……………31
カフェイン……………29
貨幣状頭痛……………101
カルシウム拮抗薬……………21
カルバマゼピン……………15, 24, 43
寛解期……………26
眼窩下孔……………138
眼窩上孔……………138
眼窩上神経痛……………137
眼科と頭痛……………109
眼球運動障害……………64
眼筋麻痺性片頭痛……………137
環軸関節偽痛風発作……………43
患者
　——の満足度……………78
　話が終わらない——の対処……………80
感染症による頭痛［ICHD-3 β］……………106
冠名症候群……………44
顔面痛……………135
寒冷刺激による頭痛……………101

危険な頭痛……………52
北風方式……………82
稀発反復性緊張型頭痛……………7, 93
急性期頭痛治療薬……………3
急性期治療……………12
　片頭痛の——……………124
急性期治療薬……………72
　妊娠中の——……………20, 67
　片頭痛の——……………18, 124
共存症……………107, 111
巨細胞性動脈炎……………54
緊張型頭痛……………7, 93, 127, 128
　——の診断基準［ICHD-3 β］……………128
　——の分類［ICHD-3 β］……………128

くも膜下出血……………34, 52, 54, 63
群発期……………10
群発頭痛……………9, 130
　——の診断基準［ICHD-3 β］……………130

頸原性頭痛……………108, 142
　——の診断基準［ICHD-3 β］……………142
経口避妊薬誘発性月経時片頭痛……………65
頸性斜頸……………32
頸性頭痛……………142
血管撮影……………105
月経関連片頭痛……………65
結膜充血および流涙を伴う短時間持続性片側神
　経痛様頭痛発作……………131
ケルニッヒ徴候……………106
言語障害……………47, 119

抗うつ薬……………40
高血圧と片頭痛……………107
後頭神経痛……………43, 135, 137
後頭部に激痛が走る……………14
抗ヘルペス薬……………15
コーヒーの臭いが苦手……………59
国際頭痛分類第3版 beta 版……………117

145

呉茱萸湯	19
骨髄炎	108
コデインリン酸	39

さ行

催奇性	18, 20, 70, 99
三環系抗うつ薬	8
三叉神経頸髄複合体	90
——のシェーマ	91
三叉神経血管説	63, 86, 120
——のシェーマ	121
三叉神経焼灼	43
三叉神経自律神経性頭痛	25, 46, 131
三叉神経痛	43, 135
——の診断基準［ICHD-3 β］	136
歯科口腔外科と頭痛	108
子宮収縮作用	20, 21
ジクロフェナック	72
視床下部	86
ジストニア	32
持続性片側頭痛	46, 101
——の診断基準［ICHD-3 β］	26
持続性特発性顔面痛	43
疾病による日常生活の支障の重症度	6
市販の頭痛薬	2, 17
——が効かなくなってきた	4
耳鼻科疾患と頭痛	109
シプロヘプタジン	12
ジャブ・ジョルト	34
周期性嘔吐症候群	12
——の診断基準［ICHD-3 β］	23
重度頭痛	5
上喉頭神経痛	136
小児	
——の頭痛	11
——の片頭痛	11, 12, 21
——の片頭痛持続時間	12, 22
小児周期性症候群	12, 22

小児の morning migraine	30
食事指導・生活指導	75
自律訓練法	129
新規発症持続性連日頭痛	101
神経興奮の逆行性伝導	86
神経興奮の順行性伝導	86
神経ブロック	43
髄液検査	14, 103
髄膜炎	64
睡眠時頭痛	28, 101
——の診断基準［ICHD-3 β］	29
睡眠中に起こる頭痛	26
頭痛診断	79
頭痛診療三点セット	117
頭痛ダイアリー	
	3, 12, 17, 18, 38, 40, 41, 76, 96, 134
頭痛体操	8, 129
頭痛日数	79, 94, 96, 126, 129
頭痛の問診票	55
ステロイド	11, 26, 40, 54
スマトリプタン	20, 69, 87
——自己注射キット	30, 68
——皮下注射	9, 130
性行為に伴う一次性頭痛	100
——の診断基準［ICHD-3 β］	36
精神疾患による頭痛	110
制吐薬	30, 40, 72, 73, 125
生理痛で頭が痛い	65
咳止めを常用	39
舌咽神経痛	135, 136
セルトラリン	9, 40
セレコキシブ	73
セロトニン・ノルアドレナリン再取込み阻害薬	
	72
閃輝暗点	4, 47, 49, 74, 109, 121
漸進的筋弛緩法	129
選択的セロトニン再取込み阻害薬	72

前兆……………………………………4, 48, 74
　視覚性前兆以外の――………………48, 119
　典型的――……………………………………48
　脳幹性――……………………………………98
　――のない片頭痛……………………………65
　――のない片頭痛の診断基準［ICHD-3β］
　　………………………………………………5
前庭症状…………………………………………98
前庭性片頭痛……………………………………98
側頭動脈炎………………………54, 55, 56, 103, 138
　――を疑う……………………………………54
ゾルミトリプタン………………………………69

た行

大うつ病………………………………………111
胎児毒性…………………………………18, 20, 70, 99
帯状疱疹…………………………………………15
　――に伴う後頭神経痛………………………15
　――の再活性化………………………………43
太陽方式…………………………………………82
多発性骨髄腫…………………………………108
炭酸リチウム……………………………………28
単純型 MOH……………………………………40

中間神経痛………………………………43, 135, 136
中枢感作…………………………………………87
中等度頭痛………………………………………4
直前予防効果……………………………………74
治療抵抗性………………………………………65

椎骨動脈解離……………………………15, 16, 43

添付文書上禁忌…………………………………20

ドアノブクエスチョン…………………………54
頭蓋外からの圧力による頭痛………………101
頭蓋内占拠性病変………………………………3
頭蓋内病変………………………………………7
頭頸部外傷による頭痛………………………103

頭頸部血管障害による頭痛………………103, 104
頭頸部ジストニーによる頭痛………………108
頭頸部神経痛…………………………………135
動作による悪化…………………………………79
頭部自律神経症状を伴う短時間持続性片側神経
　痛様頭痛……………………………………131
動脈解離…………………………………………35
トピラマート…………………………………11, 40
トリガー因子……………………………………43
トリガー刺激…………………………………135
トリプタン……………………12, 40, 47, 65, 66, 96
　――の効果を確認……………………………18
　――の差異……………………………………69
　――の服薬タイミング………………………68
　非経口――…………………………………30, 68
トリプタン＋NSAIDs…………………………70
トルコ鞍部……………………………………105
トロサ・ハント症候群…………………………26
ドンペリドン…………………………20, 40, 73, 73, 74

な行

ナイキサン………………………………………73
ナツシロギク……………………………………21
ナラトリプタン……………………………10, 20, 69
難治性頭痛………………………………………96
　――の定義……………………………………97

二次性頭痛………………………………………103, 138
　――の一般診断基準［ICHD-2］…………115
　――の一般診断基準［ICHD-3β］………115
　――の否定……………………3, 13, 35, 52, 58, 79
　――を疑う警告症状［ICHD-3β］………139
　緊急性の高い――……………………………63
入浴時の激しい頭痛……………………………29
妊娠
　――と急性期治療薬………………………20, 67
　――と片頭痛治療……………………………19
　――と薬剤リスク………………………18, 20, 99
　――と予防療法………………………………21

| 認知行動療法 | 129 |

脳CT検査	35, 103
脳MRI検査	3, 7, 103
脳画像検査	3, 12
脳血流と前兆、頭痛の相関	85
脳出血	35
脳静脈血栓症	105
脳静脈洞血栓症	64
脳底型片頭痛（脳幹性前兆を伴う片頭痛）	98

は行

バイオフィードバック療法	129
パジェット病	108
パニック障害	111
バルプロ酸	11, 12, 18, 21, 31
——のリスクと効用	70
バレー（Valleix）の圧痛点	138
パロキセチン	9, 40
反跳頭痛	3, 40

非血管性頭蓋内疾患による頭痛	106
皮質拡延性抑制	49, 87, 121
微小血管減圧術	43
皮疹	43
左顔面の激痛	42
左目周囲とこめかみの激痛	9
鼻毛様体神経痛	137
病状説明	78
頻発反復性緊張型頭痛	7, 93

フィーバーフュー	21
不快な印象、否定的な感情をもったら	53
複合鎮痛薬	3
腹部片頭痛の診断基準［ICHD-3 β］	23
服薬日数	80, 126
不思議の国のアリス症候群	92
ブルジンスキー徴候	106
プレガバリン	43

プロプラノロール	21, 71
閉経期以降に発症するグループ	28
ベラパミル	10
偏頭痛	120
片頭痛	18
——から治療する	66
——と緊張型頭痛の共存	61
——と脳卒中	104
——に関連する遺伝子	89
——に伴う精神症状、人格変化	53
——の共存症	87
——の診断	58
——の日数	126
——の病態	84
——の慢性化	94
——の予防療法薬のエビデンス	126
——を誘発するもの	75
治療が難しい——	97
特異的——治療薬	124
脳幹性前兆を伴う——	98
片頭痛スクリーナー	59
片頭痛性めまい	98
片頭痛病態仮説	84
片頭痛病態モデル	122
片頭痛発作の症状と経過	5
片側性片頭痛	25
ベンゾジアゼピン系薬剤	8
変容性片頭痛	94
発作性片側頭痛の診断基準［ICHD-3 β］	25
ボツリヌス毒素	40
ボトックス治療	32
ホメオスターシスの傷害による頭痛［ICHD-3 β］	107

ま行

末梢性感作	87
慢性緊張型頭痛	7, 93
慢性片頭痛	94

慢性発作性片側頭痛……………………………46
慢性連日性頭痛…………………………………94

右目と側頭部の激しい頭痛……………………24
右目の激痛………………………………………46
ミトコンドリア病………………………………89
ミルタザピン………………………………………9

メタボリックシンドローム……………………67
メトクロプラミド………………………………73
メトプロロール…………………………………71
めまい……………………………………………98

網膜片頭痛……………………………………123
問診のポイント…………………………………79
問診票……………………………………………55

や行

薬剤の使用過多による頭痛（薬物乱用頭痛）
　………………………………27, 37, 94, 132
　──の診断基準［ICHD-3 β］…………133
　──の治療原則……………………………3
　──の名称変更……………………………37
　──の予防薬………………………………40

有効なコンビ……………………………………70

翼突管神経痛……………………………………44

予兆…………………………………………4, 48
夜中に頭痛で目が覚める…………………………9
予防療法…………………………………………73
　群発頭痛の──………………………8, 10, 11
　片頭痛の──………………………………18, 124
　慢性緊張型頭痛の──……………………93, 129
　妊娠中の──………………………………21

ら行

雷鳴頭痛………………………………………103
乱用薬剤の中止と離脱性（反跳性）…………134
乱用薬物の中止後の救済的治療………………134

リザトリプタン……………………………20, 69
リチウム……………………………………11, 29
良性入浴関連頭痛………………………………31
良性発作性斜頸の診断基準［ICHD-3 β］……24
良性発作性めまいの診断基準［ICHD-3 β］…23
両側性……………………………………………93
両側性の三叉神経痛……………………………43

レッドフラッグ頭痛…………………………14, 52
連日性……………………………………………3, 7

ロキソプロフェン…………………………29, 72
ロメリジン…………………………………18, 28

著者の略歴

医療法人寿会 富永病院 副院長、神経内科部長、頭痛センター長。京都大学医学部臨床教授（神経内科）。奈良県立医科大学臨床教授（神経内科）。
1959年　大阪生まれ
1984年　鳥取大学医学部 卒業
1991-92年　米国衛生研究所（NIH）留学
医学博士、日本頭痛学会理事、頭痛専門医、日本神経学会代議員、神経内科専門医。鳥取大学医学部・脳神経内科助手、講師、准教授を経て、
2010年～　現職。
主な著書（編集・共著含む）
『頭痛解消パーフェクトガイド』（2011年、東京書店）
『症例から学ぶ戦略的片頭痛診断・治療』（2010年、南山堂）
「片頭痛の発症機序」『識る診る治す 頭痛のすべて：アクチュアル　脳・神経疾患の臨床』（2011年、中山書店）

迷わない！見逃さない！
頭痛診療の極意

平成 26 年 11 月 15 日　　発　　　　行
平成 29 年 1 月 20 日　　第 2 刷発行

著　者　　竹　島　多　賀　夫

発行者　　池　田　和　博

発行所　　丸善出版株式会社
〒101-0051　東京都千代田区神田神保町二丁目17番
編集・電話（03）3512-3266／FAX（03）3512-3272
営業・電話（03）3512-3256／FAX（03）3512-3270
http://pub.maruzen.co.jp/

Ⓒ Takao Takeshima, 2014

組版・株式会社 明昌堂／印刷・株式会社 日本制作センター
製本・株式会社 松岳社

ISBN 978-4-621-08875-3 C3047　　　　Printed in Japan

JCOPY 〈（社）出版者著作権管理機構 委託出版物〉
本書の無断複写は著作権法上での例外を除き禁じられています．複写される場合は，そのつど事前に，（社）出版者著作権管理機構（電話 03-3513-6969，FAX 03-3513-6979, e-mail: info@jcopy.or.jp）の許諾を得てください．